MON ENFANT EST
ASTHMATIQUE

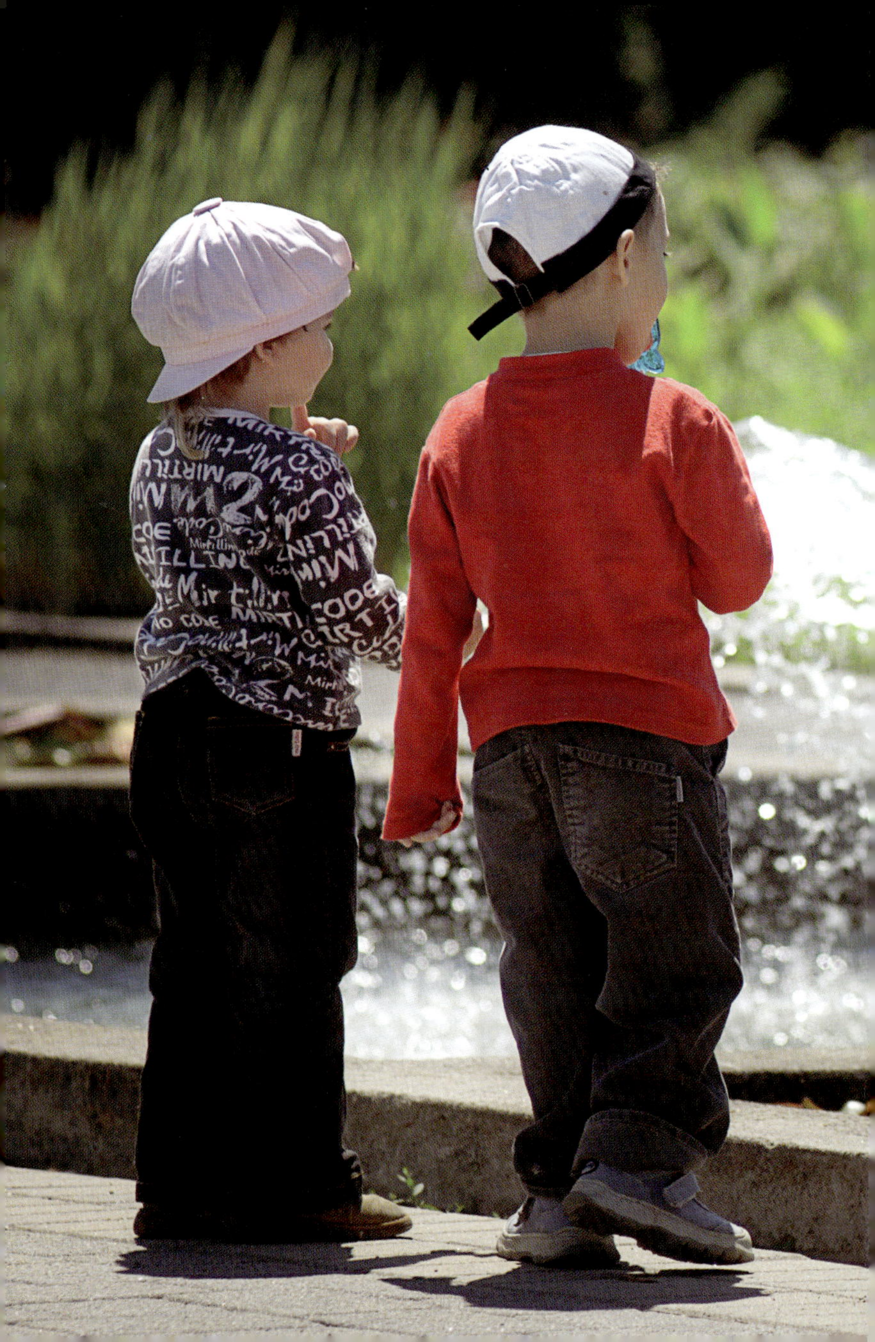

Denis Bérubé
Sylvie Laporte et
Robert Thivierge

MON ENFANT EST **ASTHMATIQUE**

Éditions du
CHU Sainte-Justine
Pour l'amour des enfants

Catalogage avant publication de Bibliothèque et Archives nationales du Québec et Bibliothèque et Archives Canada

Bérubé, Denis
Mon enfant est asthmatique
(Questions réponses pour les parents)
Comprend des réf. bibliogr.
ISBN 978-2-89619-176-5

1. Asthme chez l'enfant - Miscellanées. 2. Asthme - Traitement - Miscellanées. I. Laporte, Sylvie. II. Thivierge, Robert L. III. Titre. IV. Collection : Questions réponses pour les parents.
RJ436.A8B47 2009 618.92'238 C2009-942260-3

Conception graphique : Nicole Tétreault
Photos : Charline Provost, Nancy Lessard

Diffusion-Distribution :
au Québec – Prologue inc.
en France – CEDIF (diffusion) – Daudin (distribution)
en Belgique et au Luxembourg – SDL Caravelle
en Suisse – Servidis S.A.

Éditions du CHU Sainte-Justine
3175, chemin de la Côte-Sainte-Catherine
Montréal (Québec) H3T 1C5
Téléphone : (514) 345-4671 • Télécopieur : (514) 345-4631
www.editions-chu-sainte-justine.org

ISBN : 978-2-89619-176-5 (imprimé)
ISBN : 978-2-89619-375-2 (pdf)

Dépôt légal : Bibliothèque et Archives nationales du Québec, 2010
Bibliothèque et Archives Canada, 2010

La Fondation de l'Hôpital Sainte-Justine remercie les généreux donateurs qui ont contribué au projet ***UniverSanté des familles*** et qui ont permis de réaliser cette nouvelle collection pour les familles.

Merci d'agir pour l'amour des enfants !

Membre de l'Association nationale des éditeurs de livres

ASSOCIATION NATIONALE DES ÉDITEURS DE LIVRES

Sommaire

Prévention et traitement

Introduction

L'asthme est une maladie qui, comme bien d'autres, soulève beaucoup de questions. Les parents dont l'enfant vient d'être diagnostiqué asthmatique sont souvent inquiets, possiblement parce que l'idée qu'ils se font de l'asthme leur fait peur. Le fait que la maladie soit chronique, qu'elle puisse être grave et limiter les activités de leur enfant sont les principales raisons de cette inquiétude. Voici les questions qui nous sont fréquemment posées par les parents et leur enfant asthmatique. Nous espérons que les réponses sauront vous rassurer et vous faire comprendre qu'aujourd'hui, l'asthme se traite très bien, qu'il ne limite en rien les activités quotidiennes ou sportives de l'enfant et que les traitements sont à la fois efficaces et sécuritaires.

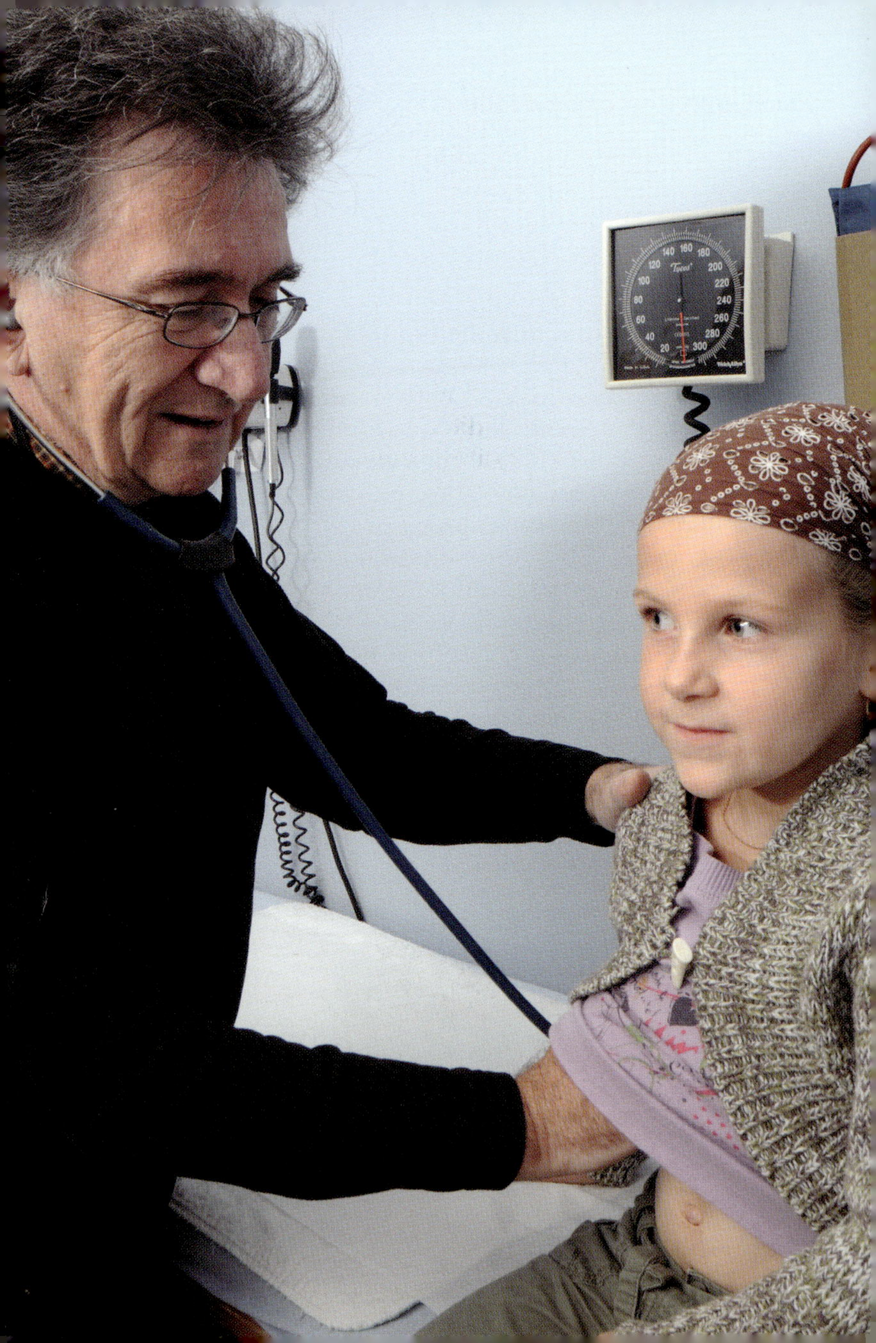

Qu'est-ce que l'asthme ?

Qu'est-ce que l'asthme ?

L'asthme est une maladie obstructive du système respiratoire. Dans cette condition, l'air sort difficilement des poumons car ils sont obstrués. On croit que l'asthme est lié à une inflammation (enflure) des bronches. L'inflammation modifie les propriétés des bronches et favorise une réaction exagérée à divers stimuli de l'environnement. C'est ce qu'on appelle l'« hyperréactivité bronchique ». En fait, ce qui distingue les gens asthmatiques des gens normaux, c'est cette facilité à réagir de façon exagérée et inadéquate à l'environnement. De même, l'inflammation provoque l'accumulation de sécrétions et déclenche le bronchospasme (la contraction des muscles entourant les bronches), ce qui contribue à l'obstruction des bronches qui caractérise la maladie.

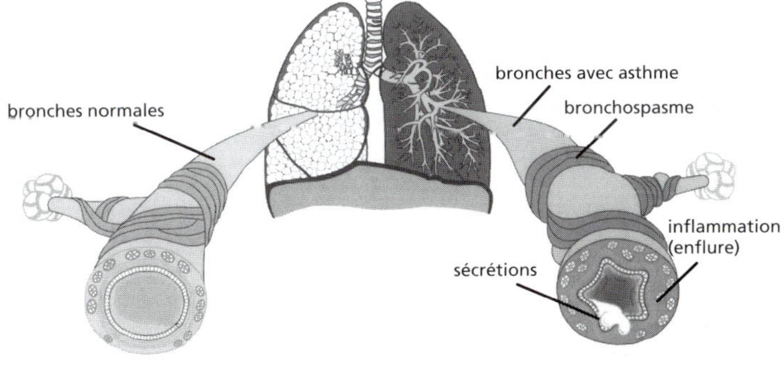

Est-ce vraiment de l'asthme, docteur ?

L'asthme est une maladie chronique et le diagnostic est essentiel. Pour certains enfants, les symptômes sont continuels alors que pour d'autres, ils sont intermittents, c'est-à-dire que les crises surviennent à intervalles irréguliers. Les symptômes ne sont souvent que la pointe de l'iceberg, car même s'ils ne sont pas constants, l'inflammation sous-jacente persiste. Les crises sont donc provoquées par l'exposition à un facteur précipitant (un rhume, par exemple) qui met en évidence l'inflammation qui couve.

Il y a donc un premier épisode qui nous prend par surprise, celui que l'on n'attendait pas. À cette étape-ci, de façon générale, il n'y a pas de diagnostic d'asthme. Par contre, si la même situation se répète et que le médecin, en examinant l'enfant, observe des signes qui sont caractéristiques de l'asthme, le diagnostic se précise. En fait, la fréquence et la gravité des crises ainsi qu'une amélioration de l'état de l'enfant suite aux traitements prescrits amènent le plus souvent le médecin à faire un diagnostic d'asthme. Les antécédents familiaux d'asthme ou d'allergie sont aussi un élément important pour le médecin qui tente de poser un diagnostic. Chez l'enfant plus vieux (6-7 ans et plus), des tests de la fonction pulmonaire vont confirmer de façon objective le diagnostic d'asthme. Chez l'enfant plus jeune, ces tests ne sont pas réalisables de façon générale et le diagnostic demeure surtout clinique.

On a l'impression que de plus en plus d'enfants font de l'asthme. C'est vrai ?

Cette maladie affecte les gens de tous âges, du très jeune enfant à l'adulte.

Les personnes asthmatiques sont de plus en plus nombreuses et il semble que plusieurs raisons expliquent ce phénomène. Les plus fréquemment invoquées sont : la pollution (aussi bien à l'intérieur qu'à l'extérieur de nos maisons), les changements dans notre diète (plus diversifiée) ou même l'obésité et la sédentarité. De plus, on pense que le monde de plus en plus aseptisé dans lequel nous vivons favoriserait l'apparition d'allergies et d'asthme.

Fait-on de l'asthme toute sa vie ?

Chez les jeunes enfants, il arrive assez souvent que l'asthme soit temporaire (quelques années). Ces enfants ont surtout des manifestations lorsqu'ils contractent un rhume ou une autre infection (otite, laryngite...). Généralement, ils n'ont pas d'antécédents familiaux d'atopie, c'est-à-dire qu'il n'y a pas d'asthme, d'allergies ou d'eczéma dans la famille. L'asthme déclenché uniquement par les infections a tendance à s'améliorer ou même à disparaître avec le temps. Par contre, lorsqu'un ou les deux parents souffrent d'atopie, leurs enfants sont prédisposés à l'atopie et aux allergies (animaux, poussière, pollens...). Lorsque l'asthme s'accompagne d'allergies, les probabilités sont plus grandes que la maladie se maintienne – à des degrés divers – jusqu'à l'âge adulte.

Mais lorsqu'un parent demande : « Mon enfant sera-t-il asthmatique toute sa vie ? », la vraie question est souvent :

« Mon enfant mènera-t-il une vie normale ? » Pour la majorité des personnes asthmatiques, la réponse est « oui », il aura une vie normale. Le but du traitement est justement de maîtriser l'asthme et de permettre ainsi à l'enfant asthmatique de mener une vie normale et active, avec le moins de restrictions possible. Pour mener une vie normale cependant, certaines précautions et actions sont nécessaires :

- Avoir une bonne compréhension de l'asthme et de son traitement ;
- Éviter dans la mesure du possible ce qui déclenche la maladie ;
- Reconnaître les signes et symptômes de l'asthme ;
- Administrer adéquatement la médication ;
- Ajuster la thérapie selon le plan d'action convenu avec le médecin.

Qu'est-ce que la maîtrise de l'asthme ?

La maîtrise de l'asthme s'évalue selon les critères suivants[1] :

- Présence de symptômes pendant la journée : moins de quatre jours/semaine ;
- Présence de symptômes pendant la nuit : moins d'une nuit/semaine ;
- Activités physiques normales ;
- Crises légères et peu fréquentes ;

1. Tiré de : *Canadian Pediatric Asthma Consensus Guidelines*, 2003 CMAJ 2005 ; 173 (6 suppl) : S13.

- Aucun absentéisme (scolaire ou au travail) dû à l'asthme ;
- Prise de moins de quatre doses/semaine de broncho-dilatateur à courte action (pompe bleue) sauf une dose/jour en prévention avant l'effort ou avant le contact au froid ;
- Test de fonction pulmonaire ou débit de pointe à 90 % de leur meilleure valeur.

Comment reconnaître les symptômes de l'asthme ?

Bien que les symptômes varient d'un enfant à l'autre, les plus fréquents sont :

- **La toux.** Elle est souvent le principal symptôme, et parfois le seul. La toux nocturne et la toux à l'effort sont souvent associées à l'asthme. Par exemple, on diagnostique parfois l'asthme sur la base d'une toux chronique (plus de trois semaines), même s'il s'agit du seul symptôme observé ;
- **La difficulté à respirer ou l'essoufflement exagéré.** L'enfant respire plus vite que les autres ou qu'à l'habitude pendant les activités ou même au repos ;
- **La respiration sifflante.** Le petit son aigu qu'on entend surtout à l'expiration ;
- **Le tirage.** Il s'agit du creux qui se forme durant l'inspiration à la base du cou, le long des côtes ou sous les côtes. Il résulte de l'effort supplémentaire que fait l'enfant pour respirer et de la contraction des muscles qu'il utilise pour y arriver.

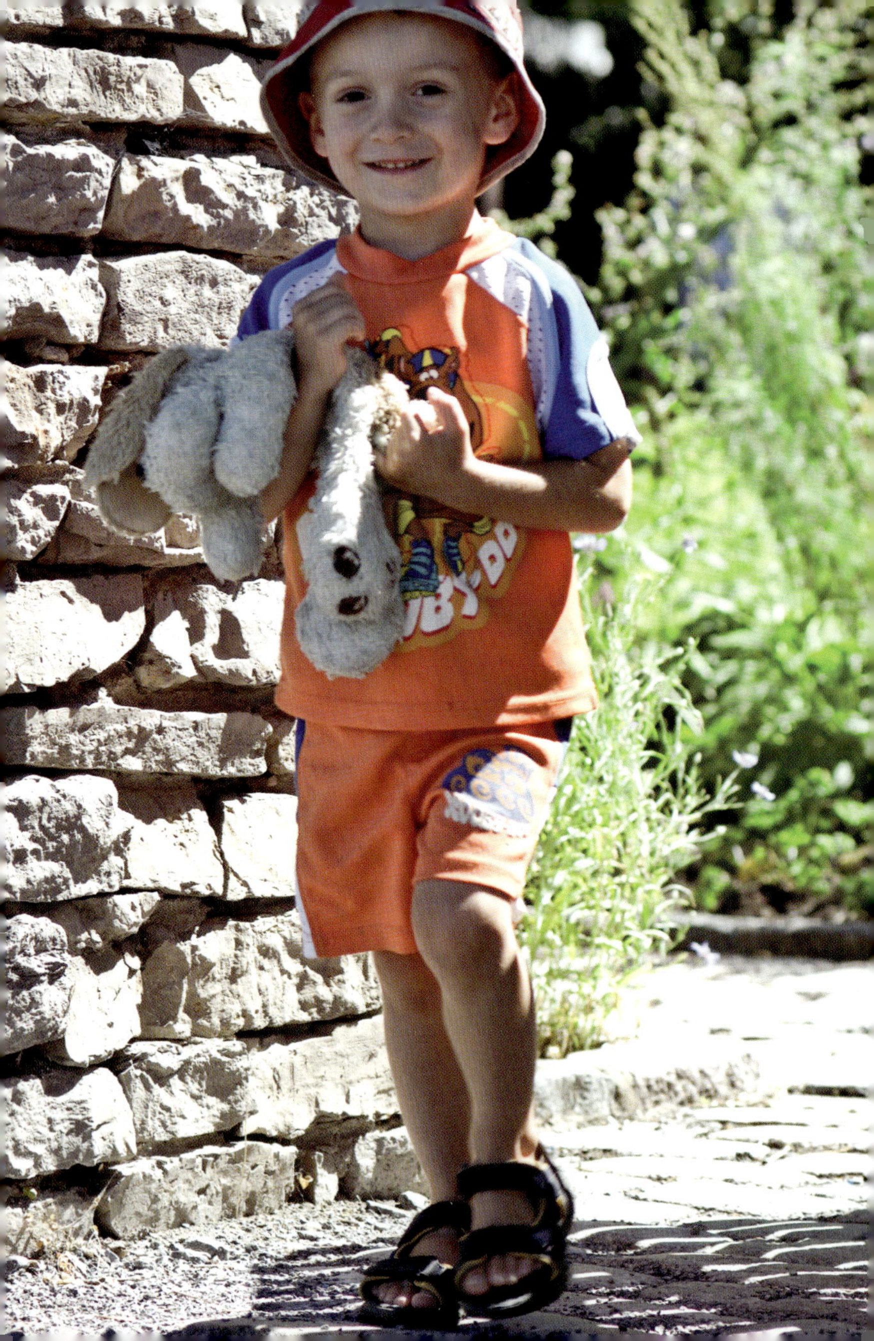

Prévention et environnement

Qu'est-ce qui déclenche l'asthme ?

Les facteurs qui déclenchent l'asthme sont divisés en trois groupes.

- **Les facteurs inflammatoires** sont ceux qui contribuent et entretiennent l'inflammation (enflure) des bronches. Parmi ceux-ci, on retrouve :
  - les infections respiratoires comme les rhumes, les otites, etc. ;
  - les allergies.
- **Les facteurs irritants** sont ceux qui amènent de l'inconfort et des symptômes respiratoires passagers. Ces irritants peuvent provoquer le bronchospasme (la contraction des muscles autour des bronches). Parmi ceux ci, on retrouve :
  - les changements brusques de température ;
  - les odeurs fortes ;
  - l'air froid ;
  - l'exercice physique ;
  - les émotions et le stress.
- **Les facteurs mixtes** sont ceux qui causent autant l'inflammation des bronches que le bronchospasme. Parmi ceux-ci, on retrouve :
  - la fumée de tabac ;
  - les polluants (pollution, smog) ;
  - certains médicaments chez ceux qui y sont sensibles (aspirine, ibuprofène).

Chez les enfants, le facteur déclenchant le plus fréquent est une infection respiratoire virale. Les enfants en garderie sont plus touchés par ces virus. Les groupes sont nombreux et les contacts fréquents. Dans la mesure où les infections sont difficiles à éviter, il est préférable, lorsque cela est possible, de choisir une garderie avec un nombre limité d'enfants (moins de six enfants).

À partir de l'âge scolaire, les allergies deviennent un facteur plus significatif chez les asthmatiques. Il est important de les traiter et de les prévenir pour diminuer leur impact sur l'asthme de l'enfant.

Qu'est-ce qu'une allergie ?

Les allergies sont des réactions inappropriées et disproportionnées du système immunitaire à un ou plusieurs éléments de l'environnement : animaux, acariens, pollens, moisissures, etc.

La réaction allergique peut se manifester de différentes façons :

- Rhinite allergique (congestion, démangeaisons, écoulements nasaux) ;
- Conjonctivite (irritation, larmoiement, démangeaisons des yeux) ;
- Manifestations cutanées (rougeurs, boursouflures, démangeaisons) ;
- Symptômes respiratoires (toux, difficultés respiratoires) comme l'asthme.

Il est préférable d'identifier les allergènes auxquels l'enfant est sensibilisé pour éviter plus efficacement leur contact. **C'est la base du traitement de l'asthme dans un**

contexte d'allergie et les tests cutanés d'allergie peuvent nous guider. L'exposition persistante à un animal auquel on est allergique ne produira pas de désensibilisation ; au contraire, elle risque d'entretenir l'asthme et de favoriser la prolongation de la maladie jusqu'à l'âge adulte. De plus, un enfant allergique est susceptible de développer d'autres allergies. Il est donc préférable d'adopter le plus tôt possible une approche préventive (dans l'environnement immédiat de l'enfant) lorsque des allergies sont identifiées afin de retarder ou d'éviter le déclenchement de nouvelles allergies. Par exemple, l'achat d'un chien lorsqu'on identifie une allergie aux chats est à décourager. En effet, même si l'enfant n'est pas allergique aux chiens, l'exposition à cet animal risque de produire une nouvelle allergie.

Peut-on garder un chien « hypoallergène » ?

Les animaux hypoallergènes n'existent pas. La source de l'allergie peut être la salive, l'urine, la sueur et les squames (pellicules) des animaux. Tous les animaux, peu importe leur race ou leur type de poils, sont donc susceptibles d'être une source d'allergènes.

Saviez-vous que…

En identifiant les facteurs qui provoquent l'asthme de votre enfant et en les évitant, vous réduirez la fréquence et la gravité des crises et améliorerez sa santé.

Si le sport peut déclencher des symptômes d'asthme, cela veut-il dire que l'enfant asthmatique ne peut pas en faire?

Bien au contraire! Nous encourageons la pratique régulière d'une activité physique. L'activité physique est bénéfique sous plusieurs aspects:

- Elle augmente la tolérance à l'effort;
- Elle améliore les fonctions cardiaque et respiratoire;
- Elle contribue à maintenir un poids santé;
- Elle permet d'évacuer le trop-plein d'énergie.

Que du positif! Cependant, il est important de distinguer les deux situations où l'enfant asthmatique peut éprouver des difficultés à l'effort.

1. **L'asthme n'est pas maîtrisé.** L'enfant est enrhumé, malade, il a moins d'énergie et se fatigue plus vite.

   Conseil: À tout moment, on se doit de respecter le rythme de l'enfant et de l'encourager à se reposer lorsqu'il en ressent le besoin. Il reprendra ses activités normales lorsqu'il ira mieux.

2. **L'asthme est maîtrisé.** L'enfant pratique un sport intense de longue durée et se met à tousser ou à avoir de la difficulté à respirer. C'est ce qu'on appelle l'asthme à l'effort.

   Voici quelques conseils pour éviter que cela ne se reproduise et pour permettre à l'enfant de profiter pleinement de son activité préférée:

   - Prévoir une période d'échauffement et terminer l'activité graduellement;
   - Demander au médecin une médication préventive que l'enfant pourra prendre avant l'activité.

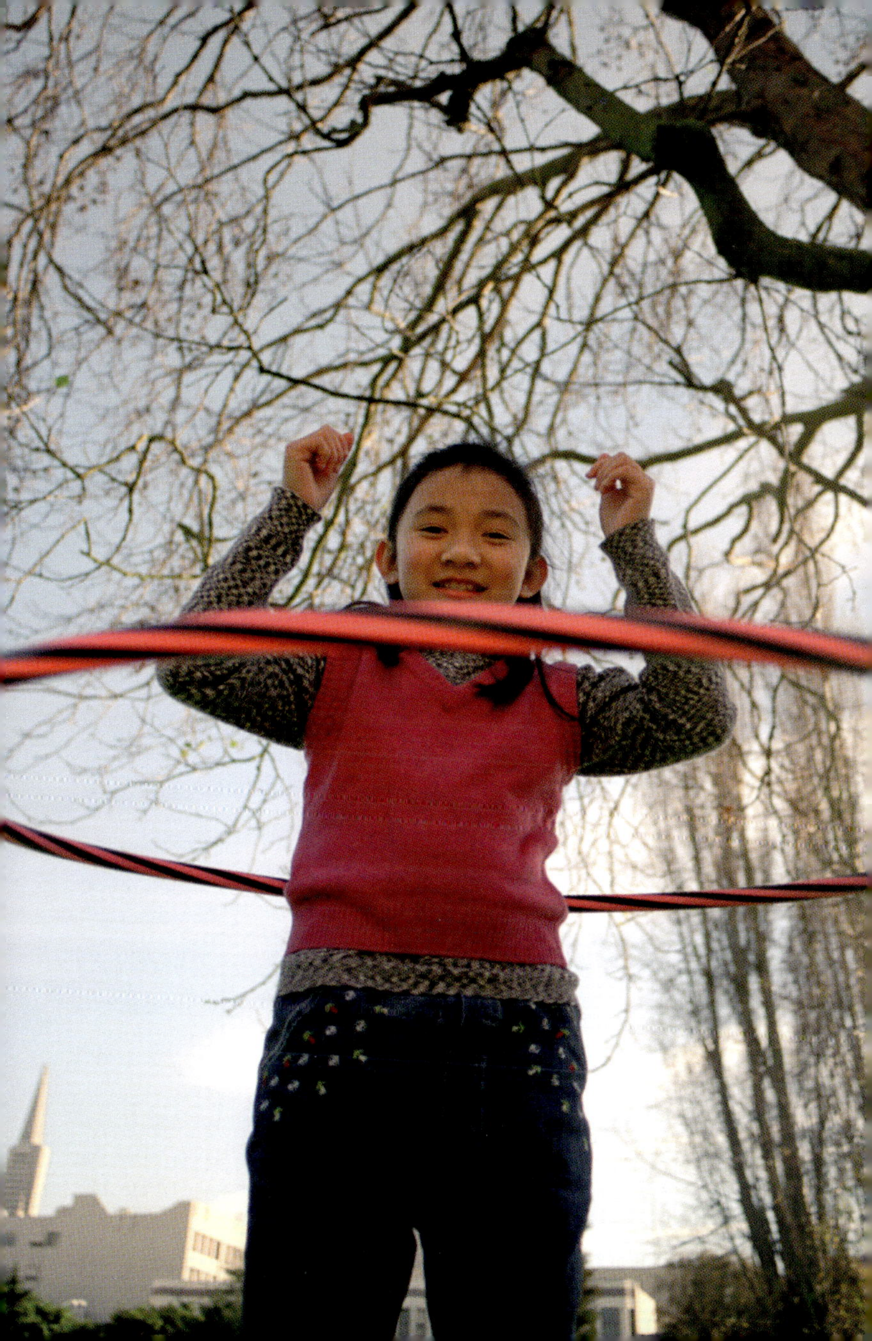

Dans les deux situations, nous suggérons d'éviter que l'enfant pratique une activité physique par temps très chaud ou très froid. De plus, il est essentiel d'aviser l'éducateur, l'entraîneur ou le professeur d'éducation physique de la condition particulière de votre enfant.

Pour les enfants asthmatiques, la natation est une excellente activité parce qu'elle est pratiquée dans un milieu où la température ambiante est généralement idéale. Elle permet une rééducation respiratoire et développe la musculature thoracique. Certaines activités peuvent causer plus de symptômes que d'autres, notamment les sports d'hiver et la course à pied.

Deux sports sont toutefois déconseillés aux personnes asthmatiques : la plongée sous-marine et le parachutisme. Si ce sont des activités que vous envisagez faire avec votre adolescent asthmatique, parlez-en d'abord à votre médecin.

▸ Quels sont les conseils généraux concernant l'environnement immédiat de l'enfant (à la maison) ?

Le tabagisme

Privilégiez une maison et une voiture **sans fumée** en tout temps. Pour l'enfant exposé à la fumée de cigarette, les risques d'infections respiratoires (pneumonie, rhume, grippe, otite) sont multipliés. Le risque de développer l'asthme est accru, et la fréquence et la gravité des crises sont augmentées.

La température ambiante

Aérez la maison tous les jours. Ouvrez les fenêtres quelques minutes tous les jours, même en hiver, afin de renouveler l'air de la maison. La nuit, gardez la température de la chambre à coucher à 18 ou 20° C.

Maintenez le pourcentage d'humidité entre 30 % et 50 %. Vous pouvez mesurer l'humidité à l'aide d'un hygromètre (disponible dans les quincailleries). Évitez les humidificateurs, surtout dans la chambre de l'enfant. Ils favorisent la prolifération des acariens et l'apparition de moisissures. Par contre, il peut être utile d'utiliser un déshumidificateur lorsque le taux d'humidité est trop élevé (plus de 50 %).

Les animaux

Si une allergie aux animaux est documentée, il faudra vous départir de votre animal. Si l'enfant souffre d'allergies mais qu'elles ne semblent pas être dues à votre animal domestique (exemple : allergie documentée aux acariens mais test négatif aux chiens) vous devriez, idéalement, éviter d'avoir des **animaux** (à poils ou à plumes) à la maison. S'il est difficile de vous séparer de votre animal et que vous avez besoin de temps pour y arriver, évitez qu'il entre dans la chambre de l'enfant asthmatique et passez l'aspirateur au moins une fois par semaine.

Saviez-vous que…

La poussière n'est pas la vraie responsable des allergies causées par l'environnement domestique.

Ce sont plutôt :

Les acariens, dans 50 à 60 % des cas ;

Les poils et squames d'animaux, dans 25 à 30 % des cas (surtout avec les chats) ;

Les moisissures atmosphériques, dans environ 15 % des cas.

Autres conseils

- Dans la chambre à coucher de l'enfant, enlevez tapis, meubles rembourrés, jouets et livres qui accumulent la poussière et qui sont difficiles à nettoyer à fond ;
- Lavez la literie (privilégiez le coton) à l'eau chaude toutes les deux semaines ;
- Assurez un entretien ménager régulier (aspirateur et époussetage avec un linge humide) une fois par semaine.

Et si nous parlions de la cigarette ?

Pédiatres, pneumologues, médecins généralistes, inhalothérapeutes, infirmières et experts sont unanimes : l'exposition à la fumée de cigarette et la consommation de tabac induisent et aggravent les affections respiratoires en général et l'asthme en particulier.

Le tabagisme : un problème de santé publique

Selon Santé Canada, le tabagisme est le principal facteur de risque de décès prématuré et de maladies respiratoires évitables : un fumeur sur deux meurt des suites d'une maladie liée au tabac, perdant ainsi 8 à 22 années d'espérance de vie.

La fumée secondaire et le tabagisme passif

La fumée secondaire est la fumée exhalée par le fumeur ; c'est aussi celle qui est produite à l'extrémité d'une cigarette, d'une pipe ou d'un cigare qui se consume.

Des études ont démontré que les fœtus exposés à la fumée avaient tendance à être plus petits à la naissance et que les nourrissons présentaient davantage de risques de mort subite. Les spécialistes ont mis en évidence des liens entre le tabagisme passif et les troubles du comportement de l'enfant, une susceptibilité aux allergies ainsi qu'une diminution de la fonction pulmonaire à long terme. L'exposition à la fumée secondaire pendant l'enfance augmente aussi le risque que cette personne fume plus tard.

Les nourrissons et les enfants sont vulnérables à la fumée secondaire car ils sont en pleine croissance : leur métabolisme étant plus élevé que celui des adultes, ils absorbent davantage les produits toxiques auxquels ils sont exposés. De plus, les nourrissons et les jeunes enfants exposés à la fumée du tabac sont plus sujets aux infections des voies respiratoires telles que la bronchiolite, la bronchite, la pneumonie, la rhinopharyngite, les otites, et ils risquent d'avantage de souffrir d'asthme.

Effets du tabagisme sur la santé des enfants[2]

- Syndrome de la mort subite du nourrisson ;
- Toux ;
- Respiration sifflante ;
- Hyperréactivité des bronches ;
- Otites ;
- Asthme ;
- Allergies ;
- Atteintes aiguës et répétées des voies respiratoires.

2. Adapté de Santé Canada.

Tout un cocktail!

La fumée de la cigarette véhicule plus de 4000 produits chimiques dont 50 sont cancérigènes[3].

En plus des problèmes respiratoires et cardiovasculaires qu'elle provoque, la cigarette est la principale cause de nombreux décès liés aux incendies.

Diminuer l'exposition à la fumée secondaire

Tous les fumeurs peuvent contribuer à éviter l'exposition de ceux qui leur sont chers à la fumée secondaire en fumant uniquement à l'extérieur des maisons et des voitures. Tous les non-fumeurs peuvent choisir de fréquenter des lieux sans fumée et exiger que les fumeurs ne les exposent pas à la fumée secondaire. La majorité des fumeurs respecteront cette demande, surtout si elle est faite de manière courtoise.

Il est important d'encourager les non-fumeurs à rester non-fumeurs et de dissuader les jeunes enfants et les adolescents d'essayer la cigarette et les autres produits du tabac. Les adultes doivent donner l'exemple en abandonnant cette mauvaise habitude qui nuit gravement à leur santé et à celle de leurs proches, et qui risque de les enlever prématurément à l'affection de leur famille et de leurs amis. Le tabagisme est une dépendance. Il n'est pas normal de fumer. En conclusion, la prévention du tabagisme mise sur la stratégie suivante : il est tellement plus facile de ne pas fumer quand on n'a jamais commencé !

Attention ! La cigarette est le seul produit de consommation qui est mortel s'il est consommé tel que suggéré par le fabricant !

---

3. Adapté de Santé Canada.

Si quelqu'un fume sous la hotte à la maison ?

Une partie de la fumée (qu'on appelle maintenant fumée tertiaire) restera malgré tout dans la maison. La fumée tertiaire représente toutes les émanations et particules toxiques qui se déposent sur les cheveux, les mains, les vêtements, les surfaces, les tapis, les rideaux et les meubles qui entourent les fumeurs. Ces matières sont présentes dans l'environnement longtemps après la disparition de la fumée secondaire et elles sont néfastes pour tous.

La seule façon de protéger efficacement les enfants et les non-fumeurs est de toujours fumer à l'extérieur de la maison et de la voiture.

Qu'en est-il des foyers et des poêles à bois ?

La fumée de bois contient des polluants pouvant être nocifs pour la santé. Les particules qui s'en dégagent endommagent et irritent les bronches (inflammation), augmentent les symptômes de l'asthme et diminuent la capacité respiratoire. Les particules émises par les poêles à bois sont comparables à celles qu'on retrouve dans la fumée secondaire de la cigarette. Ces polluants sont dangereux pour les personnes atteintes d'une maladie pulmonaire et affectent également les personnes en bonne santé. Voici quelques recommandations :

- Évitez que le chauffage au bois soit votre système de chauffage principal ;
- Assurez-vous que votre appareil de combustion réponde aux normes de l'Agence de protection de l'environnement (EPA) en matière de rendement et de sécurité. Entretenez régulièrement votre cheminée ;

- N'utilisez que du bois sec et évitez de faire brûler des déchets ;
- Évitez d'entreposer le bois dans la maison (source de moisissures).

Quel est le lien entre émotions et asthme ?

L'asthme ne résulte pas de facteurs psychologiques. Par ailleurs, le stress positif (une fête, Noël, une compétition sportive, etc.) et le stress négatif (un chagrin, un décès, des examens à l'école, etc.) peuvent déclencher ou accentuer des symptômes d'asthme chez l'enfant dont les bronches sont déjà enflammées ou irritées. Chez les enfants, les facteurs de stress peuvent être différents de ceux des adultes (les enfants n'ont pas la même perception de la réalité). De plus, des difficultés respiratoires fréquentes peuvent aussi créer un stress chez l'enfant plus vieux. Ainsi, c'est pendant l'adolescence que les symptômes d'hyperventilation (anticipation d'un stress incluant une respiration rapide) se manifestent chez certains.

Généralement, une bonne maîtrise de l'asthme permet à l'enfant de vivre et d'exprimer ses émotions (rire, pleurs) sans que cela n'occasionne des symptômes ou des difficultés respiratoires.

Saviez-vous que...

Le tabagisme passif (l'exposition à la fumée secondaire) a des impacts à tous les stades du développement de l'enfant, avant même sa naissance et jusqu'à l'âge adulte.

Conseil

Dans les moments de stress intense, essayez de trouver des activités qui relaxeront l'enfant.

Y a-t-il des aliments à éviter chez l'enfant asthmatique ?

Certains additifs alimentaires, par exemple le glutamate monosodique et le sulfite, que l'on retrouve dans les sauces, les mets chinois, le bouillon de poulet... peuvent provoquer des symptômes d'asthme chez les personnes qui y sont allergiques ou intolérants. Si tel est le cas, il est préférable de les éviter en lisant attentivement les ingrédients des produits alimentaires.

Par ailleurs, il est important pour l'enfant asthmatique, tout comme pour les autres enfants, d'avoir une alimentation variée. Pour les repas et les collations, des aliments provenant des quatre groupes alimentaires, incluant les produits laitiers, sont à privilégier. Évidemment, vous devez tenir compte des intolérances et des allergies alimentaires propres à l'enfant.

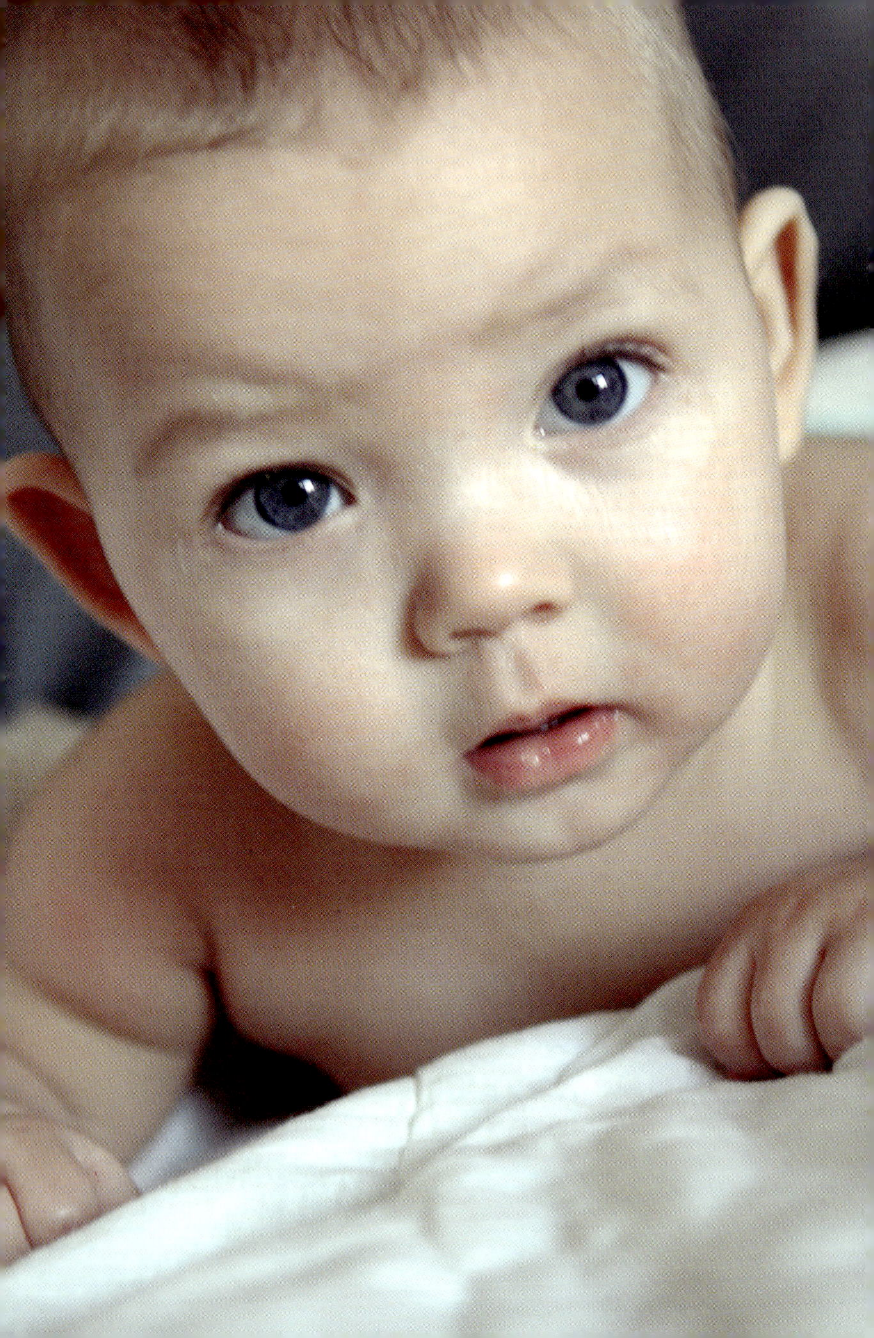

Prévention et traitement

Qu'est-ce que l'hygiène nasale ?

Le nez a un rôle important dans la respiration. Il est la porte d'entrée des voies respiratoires. Il réchauffe l'air qui entre, l'humidifie et le filtre. Si l'enfant respire par la bouche parce que son nez est congestionné, l'air qui arrive aux poumons est froid, sec et non filtré et peut irriter ses voies respiratoires.

La littérature médicale semble démontrer que le nettoyage régulier du nez (hygiène nasale) avec une solution saline est bénéfique. L'eau salée permet de décongestionner et d'éliminer les sécrétions du nez.

Une hygiène nasale régulière permettrait :

- De diminuer le nombre et la durée des rhumes ;
- D'utiliser moins de médicaments pour soulager les symptômes du rhume ;
- De diminuer le nombre d'otites et de sinusites (et de limiter le besoin d'antibiotiques).

Nous encourageons donc, chez tous les enfants, dès la naissance et jusqu'à l'âge de 7 à 8 ans, de procéder à ce nettoyage une à deux fois par jour ou jusqu'à six fois par jour lorsque l'enfant est enrhumé. Les pages suivantes décrivent la technique développée par la clinique d'ORL du CHU Sainte-Justine :

Enfant de moins de 3 ans ou incapable de se moucher efficacement

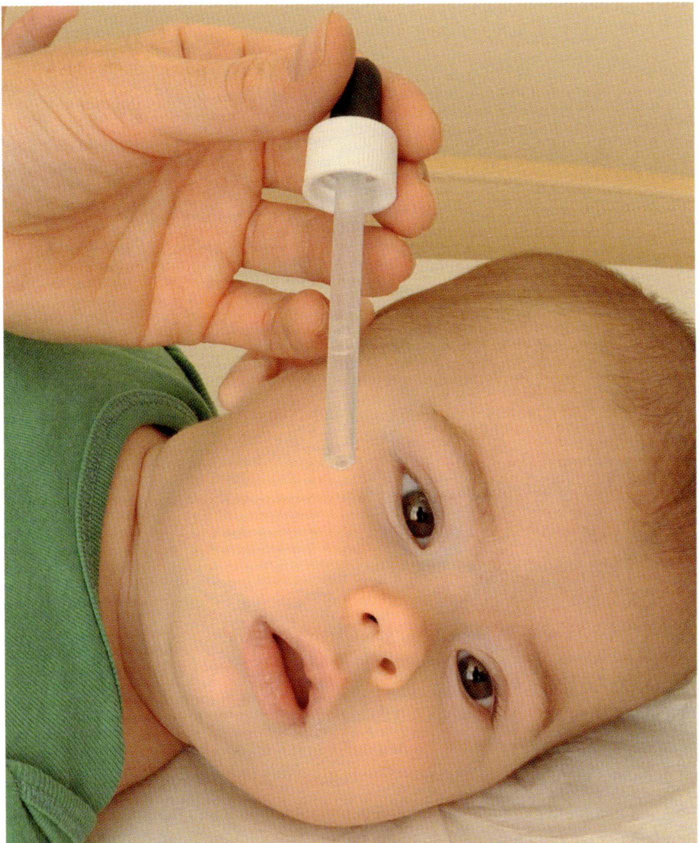

Technique

Se laver les mains avant et après les manipulations. Utiliser un compte-gouttes.

1. Coucher l'enfant sur le dos, la tête droite.
2. Administrer un compte-gouttes entier (1 ml) dans chaque narine.
3. Nettoyer au besoin l'intérieur des narines avec un coton-tige mouillé (Q-tips®), au cas où des sécrétions séchées soient restées collées sur les parois intérieures des narines.
4. Administrer à nouveau un compte-gouttes entier (1 ml) dans chaque narine.
5. Si votre enfant présente toujours des sécrétions nasales, refaire d'autres instillations de 1 ml en répétant les étapes 2 et 4 jusqu'à ce que l'enfant ait le nez propre et que l'air puisse bien circuler.
6. Au besoin seulement, utiliser un mouche-bébé vendu en pharmacie pour aspirer les sécrétions nasales.
7. Pour les enfants de plus de 2 ½ ans, asseoir l'enfant la tête légèrement penchée vers l'avant et tenter de lui enseigner à se moucher une narine à la fois. Le meilleur truc pour apprendre à un enfant à se moucher est de placer un petit morceau de ouate sur la table de la cuisine et de lui demander de le déplacer en soufflant par le nez avec la bouche fermée.

Enfant de plus de 3 ans capable de se moucher efficacement

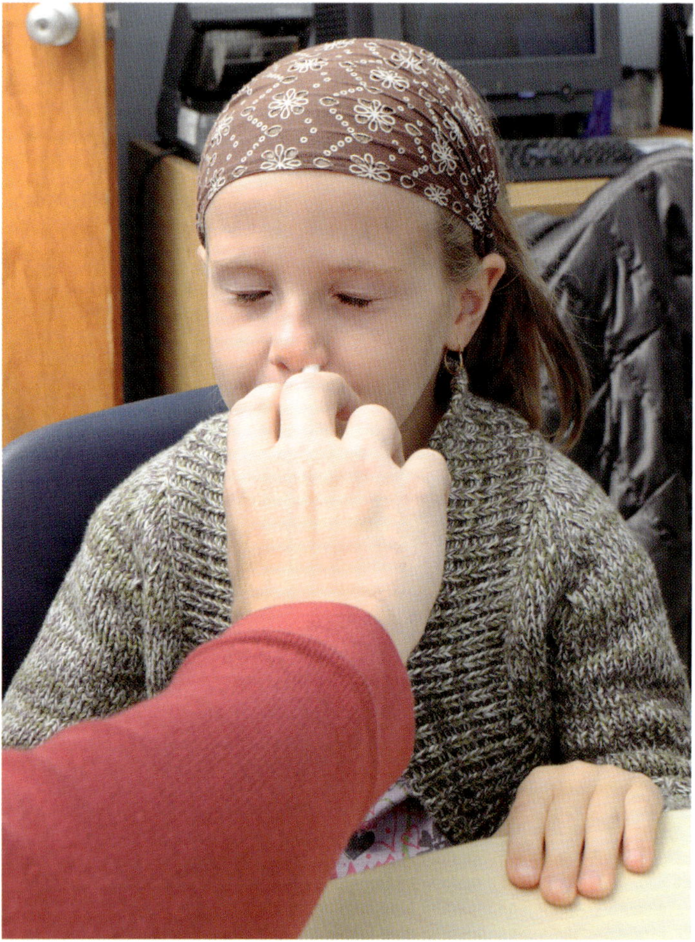

Technique

Se laver les mains avant et après les manipulations. Utiliser une bouteille à embout vaporisateur.

1. Asseoir l'enfant sur une chaise, la tête en position neutre (ni vers l'arrière ni vers l'avant). Demandez-lui de vous regarder dans les yeux pour avoir toute son attention et l'empêcher de bouger. Procéder délicatement pour éviter que l'enfant ne fronce le nez (l'eau salée pénétrera moins bien dans les cavités nasales).
2. Administrer un premier cycle de cinq vaporisations dans chaque narine (ne pas boucher l'autre narine et ne pas demander à l'enfant d'inspirer l'eau salée durant les vaporisations).
3. Demander à l'enfant de pencher la tête légèrement vers l'avant et de moucher une narine à la fois en fermant bien la bouche.
4. Administrer un autre cycle de cinq vaporisations dans chaque narine (répéter les étapes 2 et 3).
5. Si l'enfant expulse encore des sécrétions nasales, recommencer d'autres cycles de cinq vaporisations par narine, en répétant les étapes 2 et 3, jusqu'à ce que l'enfant ait le nez propre et que l'air puisse bien circuler.
6. Nettoyer, au besoin, l'intérieur des narines avec un coton-tige mouillé, au cas où des sécrétions séchées soient restées collées sur les parois intérieures des narines.

Conseil

Nettoyez l'embout du vaporisateur au minimum une fois par jour en le passant sous l'eau chaude.

Vous pouvez utiliser une solution commerciale telle que Hydrasens^{MC}, Stérimar^{MC}, Salinex^{MC}, etc., mais ces solutions ne sont pas plus efficaces qu'une solution maison et peuvent être très coûteuses à la longue. Nous vous proposons donc cette recette d'eau saline maison (vous devez avoir une bouteille réutilisable au départ) :

1. Faire bouillir dans une casserole propre **3 tasses (750 ml)** d'eau du robinet et **1 cuillère à thé (5 ml)** de sel de table pendant **10 minutes**. Bien agiter pour dissoudre le sel.
2. Vider chaque semaine la solution saline restante de la petite bouteille et la nettoyer à l'eau chaude savonneuse ou au lave-vaisselle. Bien rincer la bouteille avec une petite portion de votre préparation de solution d'eau salée pour enlever tout résidu potentiel de savon.
3. Verser la quantité d'eau salée requise pour remplir la petite bouteille.
4. Vous pouvez conserver au réfrigérateur le reste de la solution préparée, dans un contenant propre et fermé, pendant un maximum de sept jours. Cette solution sert à faire le remplissage de la petite bouteille au cours de la semaine.

Conseils

1. Conservez la petite bouteille à la température ambiante afin d'éviter d'administrer de l'eau froide dans le nez de l'enfant.
2. Pour éviter la contamination entre les membres d'une même famille, utilisez une bouteille par enfant. Bien identifiez la bouteille de chaque enfant.

Comment traite-t-on l'asthme ?

La première chose qui nous vient à l'esprit quand nous pensons au traitement d'une maladie, ce sont les médicaments. Pourtant, en ce qui concerne l'asthme, les médicaments ne constituent pas le premier traitement. En fait, dans un monde idéal, la prévention de la maladie serait si efficace que l'utilisation de médicaments ne serait qu'exceptionnelle !

Dans la réalité cependant, comme plusieurs des facteurs qui déclenchent la maladie sont difficiles à éviter complètement, la prévention a une place limitée et une médication est souvent nécessaire pour maîtriser les manifestations et la pathologie sous-jacente de l'asthme. Le traitement de l'asthme s'effectue ainsi en trois volets.

Traitement non médicamenteux

1. Connaître la maladie et identifier les facteurs qui la déclenchent ;
2. Adopter de saines habitudes de vie et adapter l'environnement pour éliminer ou réduire le plus possible les facteurs déclenchants.

Traitement médicamenteux

3. Utiliser les médicaments prescrits par le médecin pour prévenir l'apparition de symptômes (maîtrise de l'asthme) et réagir adéquatement lorsqu'ils surviennent (plan d'action).

Le but du traitement de l'asthme est de permettre à l'enfant et à sa famille de mener une vie normale et active.

▸ Quel est le meilleur traitement médicamenteux pour l'asthme ?

Le traitement de base pour l'asthme est un médicament qui limite ou élimine l'inflammation des bronches. Il s'attaque donc à la source du problème (l'enflure). Il s'agit d'un anti-inflammatoire (corticostéroïde ou non) qu'on retrouve principalement sous forme d'inhalateur (pompe) ou de comprimés. Il est généralement administré une à deux fois par jour.

On recommande à plusieurs asthmatiques un traitement à base d'anti-inflammatoires afin de maîtriser l'asthme. Une fois maîtrisé, le médecin tentera de trouver avec vous et votre enfant la dose minimale nécessaire. Pour plusieurs enfants, cette dose devra être administrée en continu (tous les jours), pendant une période de plusieurs semaines ou de quelques mois, même quand l'enfant se porte bien.

Saviez-vous que...

Les anti-inflammatoires constituent présentement le traitement de choix pour l'asthme.

- Ils traitent l'inflammation des bronches ;
- Ils peuvent prévenir et atténuer les crises d'asthme ;
- Ils mettent du temps à agir ;
- Ils entraînent un effet bénéfique à long terme.

Les corticostéroïdes inhalés (pompes) utilisés le plus souvent sont :

- Flovent^MC ou Advair^MC (nom générique : fluticasone) ;
- Pulmicort^MC ou Symbicort^MC (nom générique : budesonide) ;
- QVAR^MC (nom générique : béclométhasone) ;
- Alvesco^MC (nom générique : ciclésonide).

Les anti-inflammatoires oraux (les anti-leucotriènes) dont :

- Singulair^MC (nom générique : Montelukast).

Parce qu'ils sont efficaces et faciles à utiliser, les corticostéroïdes inhalés sont les médicaments les plus prescrits. On peut également citer, sous forme de comprimés, les anti-leucotriènes. Ces comprimés sont des anti-inflammatoires, mais leur principe actif est différent de celui des corticostéroïdes. On peut les utiliser en tant qu'anti-inflammatoires primaires pour un asthme léger ou en combinaison avec les corticostéroïdes inhalés lorsque l'asthme est difficile à maîtriser. Ils ont l'avantage d'être faciles à administrer et n'ont pas d'effets indésirables francs. Toutefois, la réponse à ces médications est variable et imprévisible et certains patients n'en éprouvent aucun bénéfice.

Parallèlement au traitement à base d'anti-inflammatoires, on prescrit un médicament de soulagement. On l'appelle le bronchodilatateur à action rapide et il se présente aussi sous forme de pompe (bleue ou turquoise). Le bronchodilatateur sert à dilater (ouvrir) les bronches en desserrant les muscles qui les entourent. Il agit en quelques minutes et soulage les symptômes de l'asthme pendant quatre à six heures. On le qualifie souvent de « dépanneur ».

Les bronchodilatateurs à action rapide utilisés le plus souvent sont :

- Ventolin^{MC} (nom générique : Salbutamol) ;
- Airomir^{MC} (nom générique : Salbutamol) ;
- Bricanyl^{MC} (nom générique : Terbutaline) ;
- Oxeze^{MC} (nom générique : Formotérol).

Quels sont les effets secondaires de ces médicaments ?

Les corticostéroïdes

À faibles doses, les corticostéroïdes en inhalation causent rarement des effets secondaires, même s'ils sont pris à long terme. Il peut toutefois arriver qu'ils provoquent :

- une voix enrouée ;
- du muguet dans la bouche et la gorge (plaques blanches).

Saviez-vous que...

- Les bronchodilatateurs ne font que soulager ; ils ne traitent pas la pathologie sous-jacente ;
- Ils soulagent rapidement les symptômes de difficultés respiratoires, de sifflements et de toux ;
- Ils ont une durée d'action de 4 à 6 heures (pour l'Oxeze^{MC} $\geq$ 12 heures) ;
- Ils peuvent être administrés en prévention avant une activité physique intense ou un contact au froid (si prescrit par le médecin).

Une hygiène buccale soignée est recommandée à la suite de l'inhalation de corticostéroïdes. Il faut bien rincer la bouche. Pour un jeune enfant, il est conseillé de le faire boire ou se brosser les dents après l'inhalation de ces médicaments.

Les corticostéroïdes en comprimés (anti-leucotriènes) causent rarement des effets secondaires.

Les bronchodilatateurs

Les effets secondaires liés à l'utilisation des bronchodilatateurs sont souvent mineurs. Par exemple, on peut citer:

- de l'excitation;
- des tremblements;
- des palpitations (augmentation du rythme cardiaque).

Ces effets sont temporaires et sans danger chez l'enfant.

Qu'en est-il de la dépendance aux médicaments?

Jusqu'à présent, aucune étude n'a démontré que les médicaments en inhalation pouvaient provoquer une dépendance. De plus, il n'existe aucune donnée scientifique que l'utilisation régulière de ces médicaments entraîne une progression dans les doses nécessaires pour conserver l'effet thérapeutique (pas d'accoutumance), sauf lorsque les bronchodilatateurs à action rapide sont utilisés à outrance (plusieurs fois par jour pendant plusieurs semaines). Ils constituent en fait le traitement le plus efficace et le plus sécuritaire pour traiter l'asthme au quotidien, et ce, autant chez l'enfant que chez l'adulte.

Existe-t-il d'autres médicaments sous forme de pompe ou sous d'autres formes pour le traitement de l'asthme ?

Les bronchodilatateurs à longue action sont également disponibles sous forme de poudre sèche. Ils soulagent les manifestations de l'asthme dues au bronchospasme pendant environ 12 heures. Les effets secondaires de ces médicaments sont les mêmes que ceux des bronchodilatateurs à courte action. Ils sont toujours prescrits en tandem avec un corticostéroïde inhalé. On les retrouve le plus souvent en combinaison dans un seul dispositif :

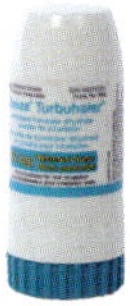

Oxeze^{MC}

+

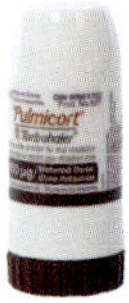

Pulmicort^{MC}

=

Symbicort^{MC}

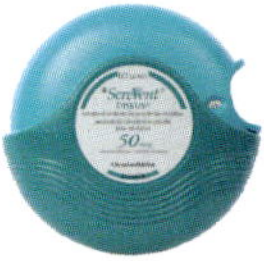

Sérévent^{MC}

+

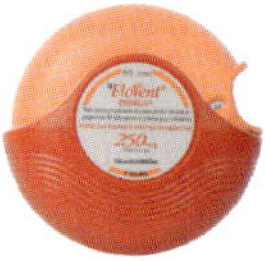

Flovent^{MC}

=

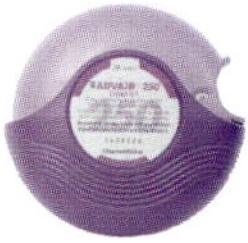

Advair^{MC}

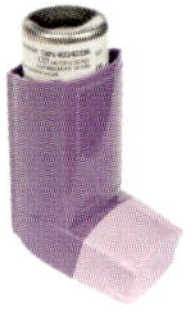

Advair^{MC}

On a généralement recours aux bronchodilatateurs à longue action et aux combinaisons de médicaments lorsque l'asthme est difficile à maîtriser malgré l'utilisation régulière d'anti-inflammatoires.

Les corticostéroïdes oraux se présentent quant à eux sous forme de comprimés ou de sirop : ce sont des anti-inflammatoires puissants (prednisolone – Pediapred^{MC} –, prednisone).

Ils sont surtout administrés pendant trois à dix jours chez les enfants dont la crise d'asthme est modérée ou grave. Bien que très efficaces, ces médicaments ne sont pas utilisés régulièrement (sauf dans de très rares cas d'asthme sévère), car ils risquent d'entraîner des effets indésirables importants lorsqu'ils sont administrés à long terme, c'est-à-dire pendant plusieurs semaines. Parfois, certains effets indésirables surviennent même après quelques jours (irritation de l'estomac, augmentation de l'appétit, changements d'humeur et troubles du sommeil).

Les corticostéroïdes oraux sont contre-indiqués et peuvent entraîner des complications :

- chez un enfant qui n'a pas encore eu la varicelle et qui a été en contact au cours des derniers 21 jours avec quelqu'un ayant cette maladie ;
- chez un enfant qui a reçu le vaccin contre la varicelle (ou un autre vaccin vivant) au cours des derniers jours.

Comment savoir quand donner le traitement anti-inflammatoire ?

L'ajustement de la médication, même si les parents l'administrent eux-mêmes, se fait en consultation avec le médecin. Cette entente peut se faire verbalement, mais il est préférable qu'elle soit prescrite, donc écrite. C'est ce qu'on appelle le plan d'action. Ce dernier comprend plusieurs éléments destinés à aider les parents à :

- savoir quoi faire quand l'enfant va bien ;
- connaître les signes avant-coureurs (par exemple les rhumes, les allergies) ;
- reconnaître les premiers symptômes propres à l'enfant (l'asthme n'est plus maîtrisé) ;
- ajuster la médication selon l'état de l'enfant – modification de la dose du traitement de base, ajout du bronchodilatateur ;
- reconnaître les symptômes qui nécessitent une visite chez le médecin ou à l'urgence de l'hôpital.

Le plan d'action est personnalisé. Il permet la gestion complète de la maladie à la maison et vise à limiter la fréquence, l'intensité et la durée des crises, de même que la nécessité des visites médicales.

Raphaël a 3 ans. Il est enrhumé et voici ce que ses parents remarquent :

- Son nez coule, il fait parfois de la fièvre, d'autres fois non. La fièvre est traitée avec une solution d'acétaminophène (Tylénol[MC], Tempra[MC], marque maison).
- Le soir, lorsque Raphaël est au lit, mais aussi parfois pendant la nuit, il tousse. Il s'agit d'une toux sèche qui peut durer 20 à 30 minutes et parfois plus.
- Le lendemain, la toux est importante et les parents de Raphaël remarquent qu'il respire rapidement et que des creux se forment au niveau de son ventre et entre ses côtes. Il devient évident pour les parents que la situation est inhabituelle et inquiétante. Ils décident donc de se rendre à l'urgence du centre hospitalier de leur région.
- Les parents apprendront plus tard que Raphaël a fait une crise d'asthme.

Raphaël a maintenant 3½ ans. Après avoir passé plusieurs mois à l'observer et à évaluer ses symptômes, son médecin est maintenant certain que Raphaël est asthmatique. Il reçoit maintenant un traitement régulier d'anti-inflammatoires pendant toute la période des rhumes. Lorsqu'il est enrhumé, voici ce que les parents remarquent et les actions qu'ils posent :

- Son nez coule, il fait parfois de la fièvre, d'autres fois non. On procède au nettoyage du nez (hygiène nasale) 4 à 6 fois par jour tous les jours où il y a écoulement ou congestion nasale. La fièvre est traitée avec une solution d'acétaminophène (Tylénol[MC], Tempra[MC], marque maison).

- L'anti-inflammatoire est modifié selon la recommandation du plan d'action établi avec le médecin. Le soir, lorsque Raphaël est au lit, mais aussi parfois pendant la nuit, il tousse. Il s'agit d'une toux sèche qui peut durer 20 à 30 minutes et parfois plus. Les parents donnent le bronchodilatateur à Raphaël pour soulager sa toux, ce qui lui permet de s'endormir plus facilement et de ne pas se réveiller pendant la nuit. On peut aussi administrer le bronchodilatateur le jour si Raphaël éprouve des symptômes de difficultés respiratoires tels que la toux, la respiration sifflante, etc.
- Les jours suivants, la toux et les autres symptômes se stabilisent. Raphaël demeure enjoué, il continue de fréquenter la garderie et a évité une visite chez le médecin ou à l'urgence.
- Lorsque le rhume est guéri, l'anti-inflammatoire est modifié à nouveau selon la recommandation du plan d'action établi.

L'asthme a été pris en charge efficacement par les parents.

- Ils ont détecté les signes avant-coureurs – le rhume ;
- Ils ont reconnu les premiers symptômes – la toux ;
- Ils ont ajusté la médication comme convenu avec le médecin ;
- Ils ont repris la dose régulière d'anti-inflammatoires qui vise à prévenir les crises d'asthme et à en moduler l'intensité.

Comment savoir quand donner les bronchodilatateurs?

Les bronchodilatateurs pour soulager

Si les anti-inflammatoires sont la médication de choix pour traiter et prévenir l'asthme, les bronchodilatateurs à courte action servent de « dépanneurs ». Les bronchodilatateurs sont des médicaments qui soulagent rapidement mais temporairement les symptômes qui gênent la respiration. Ils sont utilisés au besoin toutes les quatre à six heures pour soulager la toux, la respiration sifflante, l'essoufflement, etc.

Attention ! Les bronchodilatateurs ne font pas disparaître tous les symptômes. Ils soulagent l'enfant, c'est-à-dire qu'ils lui permettent de se sentir mieux parce que les symptômes sont atténués.

Les bronchodilatateurs à courte action ne devraient donc pas être administrés régulièrement, mais seulement au besoin et au maximum toutes les quatre heures ou selon l'entente avec le médecin. Ainsi, dans une situation où les parents jugent que le bronchodilatateur pourrait soulager l'enfant, une dose est administrée. Si la même situation se présente à nouveau quatre heures plus tard, une autre dose peut être administrée. Et ainsi de suite. Toutefois, si l'enfant se sent bien après une seule dose et pendant le reste de la journée, il ne sert à rien de lui en donner une autre.

Exemple 1 : Daphné a 11 ans et est asthmatique. Le printemps est difficile pour elle car elle a des allergies. Sa médication anti-inflammatoire de base (Pulmicort^{MC}) lui est administrée deux fois par jour. À l'occasion, lorsque

Daphné a une respiration sifflante et est essoufflée, elle utilise le Bricanyl[MC] (bronchodilatateur). Dans les minutes suivant l'inhalation, elle sent que sa respiration devient plus facile et peut reprendre graduellement ses activités normales. Cette situation survient une à deux fois par semaine et, habituellement, une seule de dose de Bricanyl[MC] suffit pour la soulager toute la journée.

Exemple 2: Roxanne a 5 ans et sa médication de base (anti-inflammatoire) est ajustée chaque fois qu'elle débute un rhume. Malgré tout, Roxanne tousse parfois le jour, mais surtout au début de la nuit, ce qui nuit à son sommeil et à celui de sa famille. Les parents de Roxanne lui donnent alors le bronchodilatateur vers 19 h 30 (soulageant la toux au coucher) et si cette toux revient pendant la nuit et empêche Roxanne de dormir, ils lui donnent à nouveau le bronchodilatateur en respectant un délai de 4 heures entre les doses (à partir de 23 h 30).

Les bronchodilatateurs pour prévenir

Votre médecin peut proposer l'utilisation des bronchodilatateurs à courte action pour prévenir l'asthme à l'effort ou au froid. Une dose préventive prise au moins 15 minutes avant l'activité physique ou avant l'exposition au froid peut empêcher les réactions désagréables (toux, sifflements).

Quelle stratégie peut-on utiliser pour garder toutes ces informations en mémoire et se les rappeler d'une crise à l'autre ?

Utiliser un agenda des symptômes

Il s'agit en réalité d'un calendrier où sont notées, tous les jours et selon une échelle de 0 à 3, les différentes manifestations de l'asthme chez l'enfant (la toux, la respiration sifflante, l'essoufflement, etc.) et leur intensité, 0 représentant l'absence de manifestation et 3 l'intensité maximale de la manifestation.

L'agenda comprend aussi différentes sections permettant de noter chaque jour :

- les médicaments reçus : corticostéroïdes inhalés, bronchodilatateurs et autres ;
- les déclencheurs (rhume, allergie...) ;
- les visites chez le médecin, à l'urgence, l'absence à la garderie ou à l'école et, par conséquent, l'absence des parents au travail.

Lorsque les symptômes sont notés dans l'agenda, il est plus facile pour les parents de suivre leur évolution et d'apprécier l'efficacité du traitement. Le but de l'exercice est de prendre des notes qui constitueront avec le temps de précieuses informations pour vous aider à agir adéquatement au bon moment. S'il vous semble difficile et compliqué de tenir un agenda, un calendrier bien en vue dans la maison et où il est facile de prendre des notes peut très bien faire l'affaire.

Qu'est-ce qu'un débitmètre de pointe et à quoi sert-il ?

Le débitmètre de pointe est un petit appareil portatif qui mesure la vitesse maximale (débit expiratoire de pointe ou DEP) à laquelle une personne peut expulser l'air de ses poumons. En règle générale, l'enfant âgé de 6 ans et plus peut utiliser le débitmètre de pointe afin de recueillir cinq types d'informations :

- Déterminer la valeur maximale que la personne peut atteindre ;
- Obtenir une valeur objective indiquant que l'asthme est maîtrisé, surtout si l'enfant ou les parents perçoivent mal les symptômes ;
- Vérifier si le traitement est adéquat et le modifier selon le plan d'action ;
- Modifier la médication ou consulter un professionnel immédiatement si les valeurs diminuent sous le niveau critique établi avec le médecin ;
- Identifier les facteurs déclenchant l'asthme en fonction des variations des valeurs inscrites.

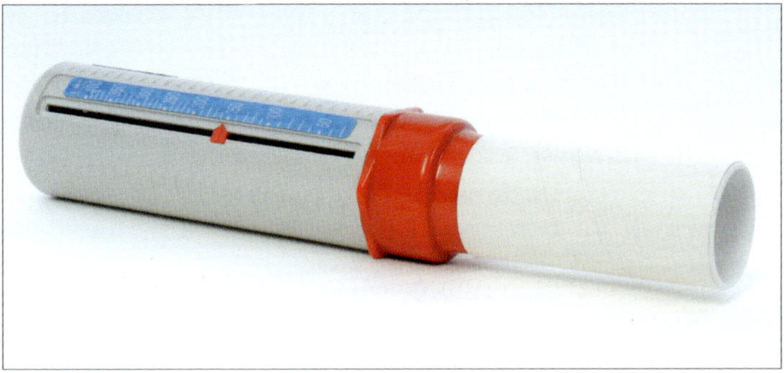

Les mesures de DEP s'effectuent le matin et le soir, de préférence à la même heure chaque jour. Il est recommandé de faire trois essais et de noter le meilleur résultat sur une grille prévue à cet effet.

Pendant l'utilisation du débitmètre de pointe, il est important d'inscrire les symptômes de l'enfant afin d'établir des liens entre les éléments observés et les mesures enregistrées.

Quand doit-on consulter un médecin ?

Notez bien que les symptômes et les signes de l'asthme varient beaucoup d'un enfant à l'autre, tant en fréquence qu'en intensité. Vous connaissez votre enfant : faites confiance à vos observations. Le médecin habituel de l'enfant peut également ajuster ou ajouter un médicament selon son évaluation de l'état de l'enfant et ses observations. Voici quelques éléments qui justifient une visite médicale :

- Quand les activités de la vie courante sont limitées par les symptômes ;
- Quand les débits de pointe demeurent inférieurs à 80 % de la meilleure valeur ;
- Quand les symptômes augmentent en intensité malgré la prise régulière des médicaments depuis quelques jours.

Voici d'autres éléments qui nécessitent une consultation urgente :

- Le soulagement que procure une dose de bronchodilatateur dure moins de trois à quatre heures ;
- La toux est incessante ;

- L'état de l'enfant ne s'améliore pas malgré la prise d'un corticostéroïde oral en plus de ses médicaments usuels ;
- L'état général de votre enfant vous inquiète ;
- L'enfant vomit de façon répétitive des sécrétions à la suite d'une quinte de toux ;
- L'enfant est amorphe et essoufflé au point de parler avec difficulté ou présente une décoloration bleutée des lèvres ou des doigts.

Comment se fait-il que les traitements donnés à l'urgence soient surtout des bronchodilatateurs ?

Vous pouvez avoir l'impression que l'essentiel du traitement de l'asthme à l'urgence repose sur l'administration de bronchodilatateurs à courte action. Toutefois, il ne faut pas perdre de vue que, peu de temps après l'arrivée de l'enfant, et souvent même avant que ne débutent les traitements de bronchodilatateurs, une dose de corticostéroïdes oraux (prednisone, prednisolone ou décadron) est administrée. Cette première dose vise à attaquer l'inflammation dans les bronches et diminuer rapidement les sécrétions. Entre-temps, des doses plus importantes et plus rapprochées de bronchodilatateurs sont administrées en fonction de l'état respiratoire de l'enfant afin de maîtriser le bronchospasme.

Peut-on tenter de procéder de la même façon à la maison ?

NON !

Les bronchodilatateurs ont des effets sur les systèmes cardiaque (cœur), neurologique et respiratoire. Lorsqu'on augmente la fréquence et la quantité d'inhalations de bronchodilatateur au-delà des doses habituellement prescrites à domicile, il faut surveiller étroitement le rythme cardiaque, la saturation en oxygène, le rythme respiratoire ainsi que l'entrée d'air dans les poumons, ce qui ne peut être fait à domicile. En d'autres mots, pour soulager les symptômes respiratoires à la maison, il ne faut pas aller au-delà de la dose de bronchodilatateur prescrite sans supervision médicale.

Quelle est la meilleure façon de donner la médication ?

Pour la plupart des enfants, les médicaments administrés par inhalateur (les pompes) constituent l'essentiel du traitement. Les inhalateurs offrent des avantages importants. La médication est acheminée directement aux bronches, là où elle doit agir. Les quantités nécessaires à la maîtrise de l'asthme sont ainsi minimisées, ce qui limite par le fait même le risque d'effets indésirables.

Les aérosols doseurs et les dispositifs de poudre sèche sont les modes d'administration de choix : ils sont efficaces et faciles à utiliser. Leur choix devrait se faire en tenant compte des besoins particuliers de chaque enfant, de son âge, de son habileté motrice, de ses préférences et de celles des parents.

L'efficacité des inhalateurs dépend en grande partie de la façon dont on les utilise. L'utilisation inadéquate des inhalateurs est courante et près de 50 % des personnes asthmatiques éprouvent des difficultés à maîtriser la technique. Ainsi, lorsqu'il vous prescrit des médicaments inhalés, le médecin ou le professionnel de la santé doit vous enseigner à bien les utiliser. Les techniques d'inhalation doivent être maîtrisées et vérifiées régulièrement dans le cadre du suivi médical.

Pour chaque technique d'inhalation (aérosol doseurs avec dispositif d'espacement, dispositifs de poudre sèche), la posture de l'enfant est primordiale. L'enfant doit toujours être assis ou debout (jamais en position couchée), car ces positions favorisent une meilleure expansion pulmonaire, ce qui permet à la médication de se déposer profondément dans les bronches et augmente son efficacité.

Quelles sont les particularités des aérosols doseurs et des dispositifs d'espacement?

Les aérosols doseurs sont des propulseurs de doses quantifiées. Comme le médicament est libéré à grande vitesse (autour de 70 km/h), l'usage d'un dispositif d'espacement est particulièrement utile. Il retient les particules du médicament et permet à l'enfant d'inhaler adéquatement pour favoriser le dépôt dans les bronches tout en minimisant les risques d'effets indésirables (voir l'Annexe 1, en page 70). Chez les enfants de moins de 4 ou 5 ans, le dispositif d'espacement devrait être muni d'un masque couvrant à la fois le nez et la bouche de l'enfant. Comme certains enfants ont la peau sèche et sensible, nous vous recommandons d'essuyer leur visage avec une serviette humide après chaque utilisation de corticostéroïdes inhalés.

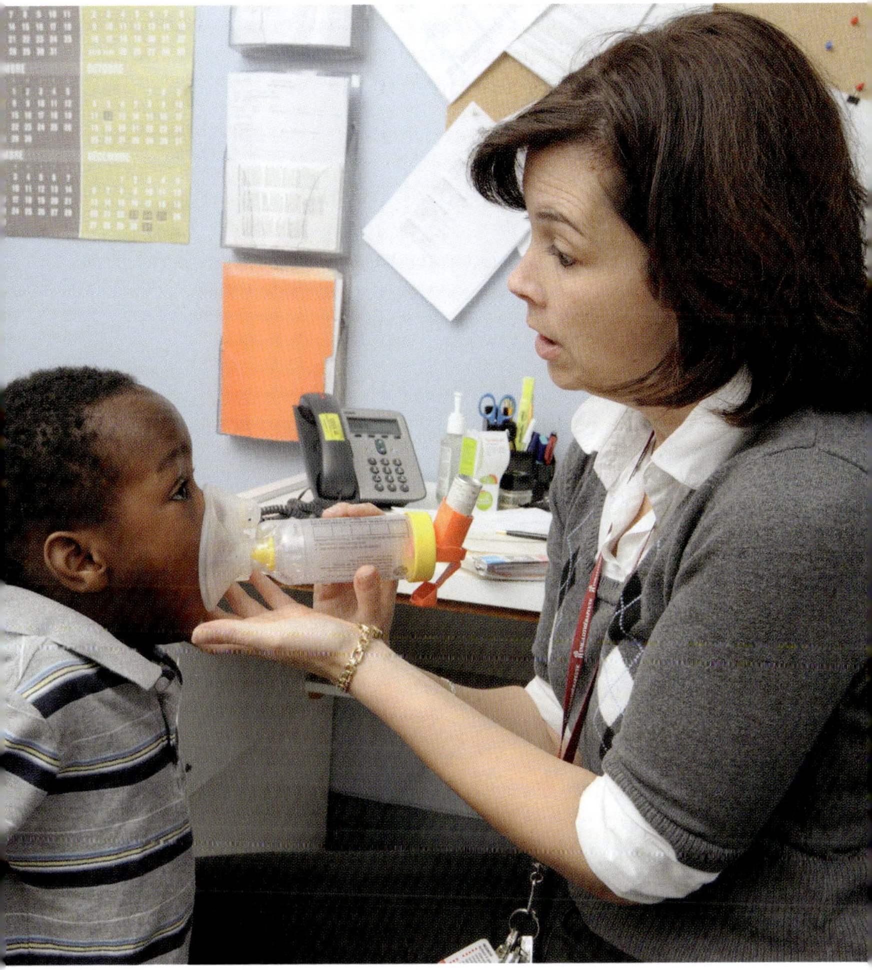

Chaque enfant d'une même famille devrait avoir son propre dispositif d'espacement et ses propres médicaments. Il s'agit d'une simple question d'hygiène, comme pour la brosse à dents ! Cela permet d'éviter toute contamination (rhumes).

Le dispositif d'espacement contient de petites pièces fragiles et détachables. Il est préférable de le ranger, immédiatement après utilisation, avec les aérosols doseurs (pompes) hors de la portée des enfants.

Conseil

Même si l'enfant pleure, il faut se rappeler qu'il inhale malgré tout le médicament contenu dans le dispositif d'espacement.

Lorsqu'il s'agit d'un nouveau traitement, il est normal que l'enfant ne collabore pas très bien. Avec le temps et un peu de pratique, il voudra vous aider ou même le faire seul !

Dispositifs d'administration des inhalateurs recommandés

Dispositifs	Âge
Les aérosols-doseurs avec dispositif d'espacement	
• Dispositif avec masque (la grandeur du masque peut varier)*	Jusqu'à 4 ans
• Dispositif avec pièce buccale	4 ans et +
• Les poudres sèches *Turbuhaler*® ou *Diskus* ®	5 ans et + **

* On peut aussi trouver sur le marché un dispositif d'espacement avec un masque de grandeur adulte. Il sera surtout utile pour l'enfant plus âgé s'il est incapable d'utiliser un tube d'espacement avec pièce buccale en raison d'un manque de coordination ou d'un handicap physique.

** Bien que les fabricants suggèrent l'usage des poudres sèches à partir de l'âge de 5 ans, en pratique, l'enfant est plutôt capable d'effectuer adéquatement la technique vers l'âge de 7 ou 8 ans.

Dès qu'il en est capable, soit vers l'âge de 4 ans, l'enfant peut utiliser un dispositif d'espacement muni d'une pièce buccale. L'utilisation d'une pièce buccale est préférable au masque, car elle élimine le passage du médicament par le nez, améliore le dépôt dans les bronches et empêche que le médicament ne se dépose sur le pourtour de la bouche (ce qui peut se produire avec le masque).

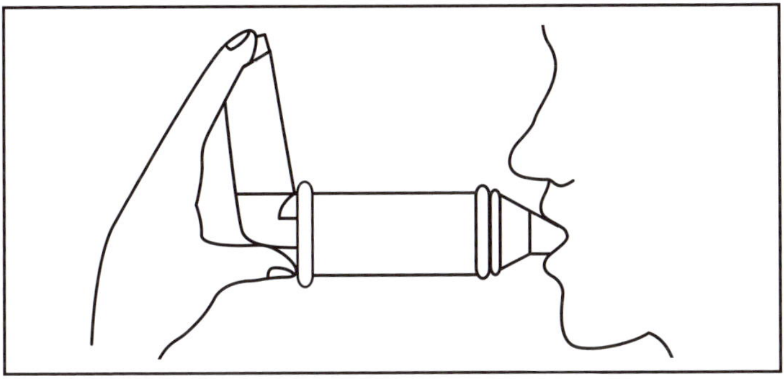

Attention ! À la maison comme à l'école, l'administration de médicament en inhalation doit toujours être faite ou supervisée par un adulte jusqu'à ce que l'enfant soit autonome, c'est-à-dire vers l'âge de 10 ans.

- Pour savoir si la cartouche de l'aérosol-doseur est vide, agitez-la près de votre oreille. Vous pourrez ainsi sentir et entendre le déplacement du liquide à l'intérieur. Si vous n'entendez rien, la cartouche est vide et vous pouvez la jeter. Il n'est pas conseillé de la plonger dans l'eau. Cela pourrait altérer le mécanisme et la médication.
- L'entretien (le nettoyage) des dispositifs d'espacement doit être fait une fois par semaine en suivant les recommandations du fabricant.

Quand mon enfant sera-t-il assez grand pour ne plus avoir à utiliser de dispositif d'espacement?

Idéalement, il devrait toujours utiliser un dispositif d'espacement afin de permettre au médicament de se déposer en grande quantité dans les bronches. En fait, même les adultes asthmatiques auraient avantage à utiliser un dispositif d'espacement. Toutefois, si votre enfant est âgé d'au moins 7 ou 8 ans et que le dispositif d'espacement l'encombre ou l'embarrasse, demandez à votre médecin de vous parler des dispositifs de poudre sèche qui se transportent plus facilement.

Qu'est-ce qu'une poudre sèche?

Certains dispositifs d'inhalation contiennent des médicaments sous forme de poudre plutôt que de suspension propulsée (voir les annexes 3 et 4, en pages 74-76). Les particules sont si fines qu'elles pénètrent profondément dans les poumons, à condition que l'inspiration soit suffisamment forte et profonde. Il existe actuellement deux principaux types d'inhalateur de poudre sèche:

- Le Turbuhaler^MC
- Le Diskus^MC

Certains disposent d'un compteur de doses. D'autres contiennent du lactose et produisent un goût légèrement sucré lorsqu'on les utilise.

L'asthme peut-il être traité avec des méthodes alternatives?

Aucune approche de médecine alternative (acupuncture, homéopathie, naturopathie, chiropractie...) n'a démontré son efficacité dans le traitement de l'asthme.

De plus, les produits dits « naturels » peuvent parfois provoquer des effets secondaires en combinaison avec certains médicaments. Il est préférable de vérifier auprès de votre pharmacien ou de votre médecin si ces produits ont des effets indésirables. En effet, mieux vaut éviter les interactions dangereuses qui pourraient diminuer l'efficacité du traitement.

Y a-t-il des médicaments à éviter ?

Les sirops contre la toux sont à éviter. La toux est un réflexe qui permet de dégager les voies respiratoires. Lorsque les symptômes d'asthme s'aggravent, les voies respiratoires s'encombrent de mucus (sécrétions) et la toux est essentielle à son évacuation. Les sirops suppriment le réflexe de toux et favorisent ainsi les complications infectieuses comme les pneumonies. Si la toux est persistante ou importante, elle peut être soulagée par le bronchodilatateur (pompe de couleur bleue). L'enfant devrait alors se sentir mieux pendant quatre à six heures.

Peut-il y avoir d'autres maladies associées à l'asthme ?

La **rhinite allergique** est souvent associée à l'asthme parce qu'elle est causée par les allergies. Elle se manifeste par :

- la congestion, l'irritation ou l'écoulement nasal ;
- des éternuements à répétition.

D'autres symptômes accompagnent souvent la rhinite, notamment le picotement ou le larmoiement des yeux et la toux, parfois causée par des sécrétions nasales qui s'écoulent dans la gorge.

Il existe deux sortes de rhinite allergique. La première est la rhinite perannuelle qui affecte les gens durant toute l'année. Comme les allergènes en cause se trouvent à l'intérieur des bâtiments (acariens, poussière, animaux, moisissures), les symptômes sont souvent plus intenses pendant l'hiver. La deuxième est la rhinite allergique saisonnière (rhume des foins) qui survient à la même période chaque année. Les pollens (arbres, plantes, graminées, herbe à poux) et les moisissures en sont responsables.

La rhinite allergique est une réaction inflammatoire de la muqueuse du nez qui produit des sécrétions (comme l'asthme dans les bronches). On sait qu'il existe un lien entre allergies et hyperréactivité des bronches (asthme). Il est souvent nécessaire de traiter la rhinite pour améliorer la maîtrise d'un asthme associé. La meilleure façon de limiter les symptômes avec un minimum de médicaments est d'éviter, dans la mesure du possible, les contacts avec les allergènes. Une hygiène nasale régulière (quotidienne) aidera à dégager le nez et à éviter l'infection tant au niveau des sinus que des oreilles. Au besoin, les antihistaminiques réduisent les symptômes et les anti-inflammatoires nasaux (« spray ») agissent sur l'inflammation de la muqueuse nasale.

Avec le temps, l'inflammation chronique ou aiguë de la muqueuse nasale peut provoquer l'obstruction des voies aériennes et des sinus, et le mucus peut s'accumuler, provoquant une congestion, un malaise et, éventuellement, une infection. On parle alors de **sinusite**. Elle s'accompagne souvent de fièvre et de douleurs à la tête, selon les sinus atteints. La sinusite se soigne par l'hygiène nasale, parfois associée à des antibiotiques et à des anti-inflammatoires nasaux.

Finalement, chez certains enfants, le **reflux gastro-œsophagien** et l'asthme semblent être liés. Le reflux gastro-œsophagien se définit comme une remontée de liquide gastrique dans l'œsophage. L'acidité du liquide gastrique contribuerait à l'aggravation des symptômes respiratoires chez les enfants asthmatiques. L'inverse est également possible : un asthme mal maîtrisé et des symptômes respiratoires fréquents augmentent la pression dans l'abdomen et favorisent ainsi le reflux.

Le traitement du reflux gastro-œsophagien débute avec une modification des habitudes de vie comme :

- élever la tête du lit ;
- éviter de manger dans les deux à trois heures précédant le coucher ;
- réduire l'obésité, etc.

Si ces mesures ne sont pas suffisantes, une médication est alors prescrite.

À retenir

Quelle que soit la forme de traitement que vous privilégiez pour votre enfant, il est très important de bien le suivre. En cas de doute, il faut consulter un professionnel de la santé.

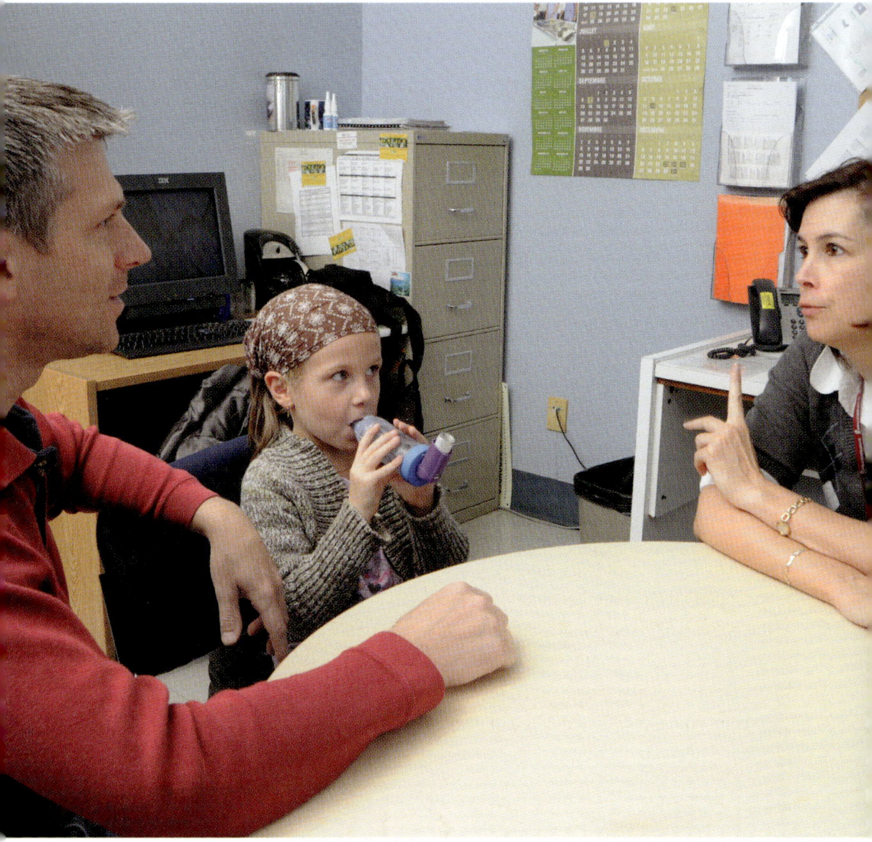
IBM

Le suivi éducatif et médical

Le suivi médical est-il vraiment important ?

Le suivi médical régulier constitue l'occasion de bien consolider votre approche globale de l'asthme de votre enfant. Votre médecin et vous vérifiez ensemble l'évolution des derniers mois et planifiez une approche solide pour les prochains mois afin d'assurer une maîtrise constante de l'asthme et de prévenir les « crises » à l'aide d'un plan d'action.

Les visites médicales sont forcément d'une durée limitée ; les parents et leurs enfants doivent donc profiter au maximum des précieuses minutes dont ils disposent pour faire le point sur cinq éléments.

Mieux comprendre l'asthme

Les visites vous permettent d'échanger avec votre médecin ou un professionnel de la santé. Vous pouvez poser des questions sur certains points particuliers qui ne sont pas clairs pour vous. Il est utile d'avoir un petit calepin que vous gardez à portée de la main avec les médicaments pour y noter vos observations et vos questions.

Bien exprimer ce qui s'est passé depuis la dernière visite

Un agenda des symptômes est un outil très utile pour noter l'évolution quotidienne des symptômes de l'asthme chez votre enfant. En effet, la mémoire étant une faculté qui oublie, le fait de noter divers points de repères constitue une mesure efficace. Vous pourrez y noter le type de symptômes survenus ainsi que les éventuels facteurs déclenchants (rhumes, contacts allergéniques…)

Réviser ensemble le plan d'action (modifications de l'environnement, prise des médicaments, etc.)

Avec votre médecin, il faut passer en revue tous les aspects du traitement : d'abord ce qui a été fait pour améliorer l'environnement : chauffage, humidité, tabac, autres irritants, allergènes, etc. Puis, l'administration continue ou non des médicaments eux-mêmes : apportez toujours avec vous l'ensemble des médicaments (pompes, comprimés, etc.) qui sont administrés à votre enfant pour son asthme, incluant les médicaments que vous achetez sans prescription. Le médecin peut ainsi faire le point sur l'ensemble de la médication et mettre à jour le plan d'action.

Vérifier ensemble l'administration des médicaments en inhalation

Apportez toujours les dispositifs d'inhalation que votre enfant utilise afin que le médecin ou le professionnel de la santé puisse en vérifier l'état et observer l'efficacité de la technique d'inhalation. Les médicaments en inhalation sont dispendieux et il est essentiel de s'assurer de la bonne technique d'inhalation afin de bénéficier de traitements efficaces.

Renforcer ensemble notre capacité à maîtriser l'asthme

Chaque visite médicale est un pas de plus vers la maîtrise de l'asthme de votre enfant. Profitez-en au maximum. Profitez aussi d'une consultation au centre d'enseignement sur l'asthme (CEA) où vous pourrez rencontrer un professionnel de la santé spécialisé dans la formation des personnes asthmatiques et de leur famille afin de les rendre autonomes relativement à la prise en charge efficace de l'asthme.

Qu'est-ce qu'un Centre d'enseignement sur l'asthme ?

Les *Centres d'enseignement sur l'asthme* forment les personnes asthmatiques et leur famille afin de les aider à maîtriser leur maladie et à améliorer leur qualité de vie (RQAM[1]). Les CEA sont une ressource précieuse : ils aident leur clientèle à adopter de saines habitudes de vie et à maîtriser l'asthme au jour le jour.

Qui sont les intervenants et quel est leur rôle ?

Les intervenants sont des professionnels de la santé (inhalothérapeutes, infirmières, pharmaciens) qui ont une formation d'éducateurs en asthme. Ils font souvent équipe avec un médecin. Le rôle de l'éducateur est de cibler les besoins de l'enfant et de sa famille et de leur permettre de mieux comprendre la maladie et d'être plus autonomes dans la gestion du traitement. Le but ? Permettre à l'enfant et à sa famille de **vivre une vie normale et active**.

1. Réseau québécois de l'asthme et de la MPOC : www.rqam.ca

Qui devrait consulter les CEA ? Jusqu'à quel âge ?

Toute personne asthmatique, même les adultes, devrait consulter le Centre d'enseignement sur l'asthme de sa région. Il n'est pas rare que des gens qui se croyaient en bonne maîtrise se rendent compte, suite à leur visite au CEA, à quel point ils pourraient être encore plus actifs et se sentir encore mieux.

Doit-on avoir une référence pour aller dans un CEA ?

Certains CEA en demandent, d'autres non. Pour trouver un CEA dans votre région, consultez le site Internet du RQAM. Vous pouvez ensuite appeler et vous informer des modalités d'inscriptions. Si une référence est nécessaire, il faut alors la demander à votre médecin de famille ou au pédiatre de l'enfant. Toutefois, dans plusieurs CEA, il suffit de téléphoner pour obtenir un rendez-vous.

Y a-t-il plusieurs rencontres ?

Il peut arriver qu'une seule rencontre suffise. Il est toutefois préférable, lorsque cela est possible, d'y retourner à deux ou trois reprises, parfois plus. Un suivi régulier permet d'évaluer si les informations données ont été bien comprises. Il permet à l'éducateur de mieux connaître l'enfant et sa famille, de les aider à opérer des changements qui seront bénéfiques. Le suivi permet aussi de vérifier si les parents ont été en mesure d'appliquer les recommandations. Dans certains CEA, le suivi éducatif peut se faire en même temps que la visite médicale.

Comment se déroule la rencontre ?

La rencontre est souvent personnalisée, c'est-à-dire une famille à la fois. Cela permet aux parents de poser des questions vraiment spécifiques à l'asthme de leur enfant. La rencontre peut se faire avec un parent, les deux parents ou avec une personne qui s'occupe régulièrement de l'enfant. L'enfant doit être présent si un suivi médical est prévu au même moment. Dans le cas contraire, les parents peuvent choisir de venir seuls s'ils préfèrent avoir toute leur attention pour ce que l'éducateur aura à leur enseigner. Une rencontre peut durer entre 30 et 60 minutes, selon les objectifs souhaités de part et d'autre.

Quels sont les éléments du contenu de la rencontre ?

Le CEA vise quatre objectifs qui permettront, une fois atteints, de maîtriser adéquatement l'asthme au jour le jour. Ces objectifs sont :

- Mieux comprendre l'asthme et utiliser adéquatement les médicaments ;
- Prévenir les crises en agissant sur les éléments pouvant déclencher l'asthme, présents dans l'environnement de l'enfant ;
- Avoir une bonne technique d'inhalation ;
- Être capable de reconnaître les symptômes d'asthme et d'ajuster le traitement en conséquence (utilisation de l'agenda des symptômes et application du plan d'action).

Plusieurs notions sont enseignées dans le but d'atteindre ces objectifs: le système respiratoire, la maladie et ses effets sur les bronches, l'action des médicaments et leurs effets secondaires, les critères d'une bonne maîtrise de l'asthme, les raisons justifiant une visite médicale ou à l'urgence de l'hôpital, etc.

Ce qui m'est enseigné me servira-t-il au quotidien ?

Les conseils donnés serviront au quotidien et plus tard. Cependant, la maladie évolue souvent avec le temps. C'est la raison pour laquelle le suivi médical régulier (deux à quatre fois par année) est important. Les visites de suivi permettent au médecin et à l'éducateur d'apporter des modifications préventives ou thérapeutiques en fonction des besoins.

Les jeunes s'interrogent

Nous aimerions conclure avec des questions souvent posées par les enfants et adolescents asthmatiques.

« Est-ce que l'asthme est contagieux ? »

L'asthme n'est pas contagieux. Plusieurs membres d'une même famille peuvent avoir l'asthme, mais ils ne l'ont pas « attrapé », ils l'ont développé.

« Est-ce que l'asthme se guérit ? »

L'asthme se maîtrise mais ne se guérit pas. Lorsque l'asthme est bien maîtrisé, on peut avoir l'impression qu'on est guéri puisqu'on se sent bien. On a peu ou pas du tout de symptômes et c'est tant mieux ! Il faut tout de même rester vigilant à déceler tout élément qui peut déclencher l'asthme à nouveau.

« Moi j'aime jouer dehors avec mes amis et je trouve ça plate de m'arrêter parce que je suis trop essoufflé. Dès que je commence à courir, je tousse. L'asthme m'empêche de faire plein de choses. J'aime les sports, qu'est ce que je peux faire pour me sentir mieux ? »

Cette dernière question résume bien l'essentiel de la maîtrise de la maladie et l'importance de la traiter efficacement (par l'assainissement de l'environnement et la médication appropriée) afin de bénéficier d'une qualité de vie normale. La réponse ?

- Avoir un environnement adéquat ;
- Suivre un traitement quotidien adapté à ses besoins ;
- Développer une bonne technique d'inhalation.

Si l'un de ces points n'est pas tout à fait clair pour vous, vous pouvez trouver dans cet ouvrage toutes les réponses à vos questions. Bonne lecture !

Annexe 1
Technique d'inhalation - Aérosol-doseur et dispositif d'espacement avec masque

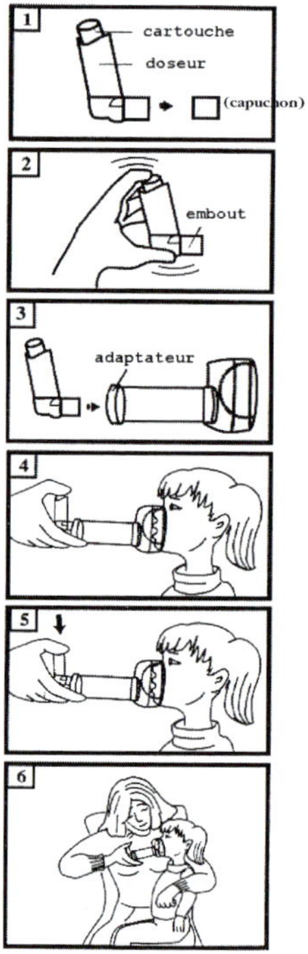

Attention : Nettoyer le dispositif d'espacement avant la première utilisation (voir ENTRETIEN)

Position assise ou debout, tête droite.
L'enfant est éveillé.

1. S'assurer que la cartouche est bien insérée dans l'aérosol-doseur (pompe), retirer le capuchon.
2. Agiter énergiquement l'aérosol-doseur (pompe) pendant 10 secondes entre chaque inhalation.
3. Insérer l'embout de l'aérosol-doseur (pompe) dans l'adaptateur situé à l'extrémité ouverte du dispositif d'espacement.
4. Appliquer de façon **étanche** le masque sur le nez et la bouche de l'enfant, **sans trop appuyer**.
5. Déclencher l'aérosol-doseur (pompe) en appuyant **fermement une fois** sur la cartouche afin qu'une dose de médicament soit vaporisée dans le dispositif d'espacement.
6. Tenir le masque en place durant 6 respirations.
   Surveiller la ou les valves. Chaque respiration doit faire bouger la ou les valves.
7. Répéter les étapes 2 à 6 pour chacune des inhalations prescrites.
   Attendre 30 secondes entre chacune d'elles.
8. Retirer l'aérosol-doseur (pompe) du dispositif d'espacement et remettre le capuchon protecteur après utilisation.
9. Une hygiène buccale soignée est recommandée à la suite de l'inhalation de corticostéroïdes (ex. Flovent®, etc.). Bien rincer la bouche. Faire boire le très jeune enfant. Associer le brossage des dents à l'inhalation de ces médicaments. Ces mesures réduisent les risques de développer du muguet (plaques blanches dans la bouche).

ENTRETIEN

- Nettoyer le masque et le dispositif d'espacement avant la première utilisation et **ensuite une fois par semaine** si utilisé.
- S'assurer que le dispositif d'espacement est complètement sec avant de l'utiliser.
- Enlever l'adaptateur et le masque du dispositif d'espacement. Laisser tremper 15 minutes dans de l'eau tiède et savonneuse (savon vaisselle). **Ne pas** rincer sauf sur avis contraire du fabricant. Secouer et déposer les pièces à plat sur une surface propre pour les laisser sécher à l'air libre.
- Attention, éviter de toucher aux valves. Elle doivent être présentes, demeurer souples et fermées. Si l'une de ces valves est absente, vous devez vous procurer un nouveau dispositif.

PARTICULARITÉS

- L'utilisation d'un dispositif d'espacement permet à une plus grande quantité de médicament de se déposer dans les voies respiratoires.
- Se rappeler que même si l'enfant pleure ou tousse, il inhale malgré tout le médicament contenu dans le dispositif d'espacement, en autant que le masque soit appliqué de façon étanche.
- Nettoyer l'embout de l'aérosol-doseur (pompe) régulièrement avec un chiffon sec.
- Conserver le dispositif d'espacement dans un endroit sec.
- Pour savoir si la cartouche de l'aérosol-doseur (pompe) est vide, agitez-la près de l'oreille. Si vous n'avez pas la sensation de mouvement ou de bruit à l'oreille, cela indique qu'elle est presque vide. Il est alors recommandé de la remplacer.
- **Vérifier la date d'expiration inscrite sur la cartouche de l'aérosol-doseur (pompe) et la remplacer si expirée.**
- Ne pas exposer l'aérosol-doseur (pompe) à la chaleur ou au froid et ne pas mettre la cartouche dans l'eau, car son fonctionnement peut en être affecté.
- Le dispositif d'espacement peut être remplacé à chaque année ou après deux ans selon son utilisation et les recommandations du fabricant.

POUR PLUS D'INFORMATION

Centre d'enseignement de l'asthme (CEA) du CHU Sainte-Justine
Tél. : (514) 345-4931 poste 2775

Annexe 2
Technique d'inhalation - Aérosol-doseur et dispositif d'espacement avec pièce buccale

Attention : Nettoyer le dispositif d'espacement avant la première utilisation (voir ENTRETIEN)

Position assise ou debout, tête droite.

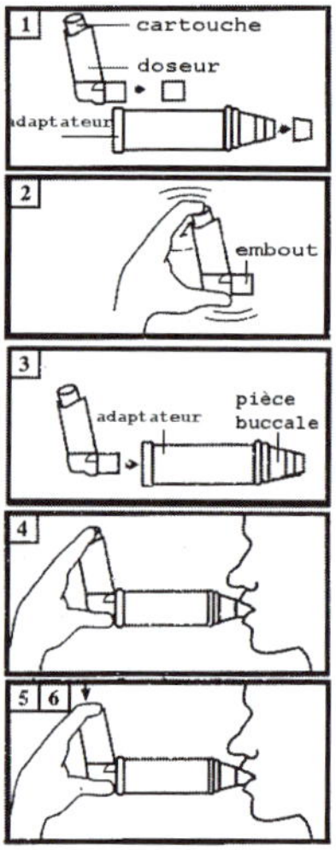

1. S'assurer que la cartouche est bien insérée dans l'aérosol-doseur (pompe), retirer le capuchon.
2. Agiter énergiquement l'aérosol-doseur (pompe) pendant 10 secondes avant chaque inhalation.
3. Insérer l'embout de l'aérosol-doseur (pompe) dans l'adaptateur situé à l'extrémité ouverte du dispositif d'espacement.
4. Introduire la pièce buccale du dispositif d'espacement dans la bouche puis bien fermer les lèvres autour de l'embout. Ne pas placer la langue devant l'ouverture de la pièce buccale.
5. Déclencher l'aérosol-doseur (pompe) en appuyant **fermement une fois** sur la cartouche, afin qu'une dose de médicament soit vaporisée dans le dispositif d'espacement.
6. Inspirer lentement et profondément puis retenir son-souffle pendant 10 secondes avant d'expirer. S'il est difficile pour l'enfant de faire cette technique de respiration unique, on peut la remplacer par 4 à 6 respirations aussi **lentes** et **profondes** que possible. À chaque respiration, vous devez voir bouger la valve. Si votre dispositif est muni d'un sifflet, vous ne devriez pas l'entendre car il vous prévient que vous respirez trop vite et trop fort.
7. Répéter les étapes 2 à 6 pour chacune des inhalations prescrites. **Attendre 30 secondes** entre chacune d'elles.

8. Retirer l'aérosol-doseur (pompe) du dispositif d'espacement et remettre les capuchons protecteurs après utilisation. Une hygiène buccale soignée est recommandée suite à l'inhalation des corticostéroïdes (Ex.: Flovent®, etc.). Afin de réduire les risques de développer du muguet (plaques blanches dans la bouche), il est important de **se rincer la bouche, boire de l'eau** ou encore d'associer le **brossage des dents** à l'inhalation de ces médicaments.

ENTRETIEN

- Nettoyer le dispositif d'espacement avant la première utilisation et ensuite une fois par semaine si utilisé.
- S'assurer que le dispositif soit complètement sec avant de l'utiliser.
- Enlever l'adaptateur du dispositif. Laisser tremper les pièces du dispositif d'espacement 15 minutes dans de l'eau tiède et savonneuse. **Ne pas rincer** sauf sur avis contraire du fabricant. Secouer et déposer à plat sur une surface propre pour les laisser sécher à l'air libre. Éviter de toucher aux valves.

PARTICULARITÉS

- L'utilisation d'un dispositif d'espacement permet à une plus grande quantité de médicament de se déposer dans les voies respiratoires.
- Nettoyer l'embout de l'aérosol-doseur (pompe) régulièrement avec un chiffon sec.
- Pour savoir si la cartouche de l'aérosol-doseur (pompe) est vide, l'agiter près de l'oreille. Si vous n'avez pas la sensation de mouvement ou de bruit à l'oreille, cela indique qu'elle est presque vide. Il est alors recommandé de la remplacer. Certains aérosols doseurs sont munis d'un compte-dose. Exemple : Advair® (mauve). Surveiller les doses restantes.
- **Vérifier la date d'expiration inscrite sur la cartouche de l'aérosol-doseur et la remplacer si expirée**.
- Ne pas exposer l'aérosol-doseur (pompe) à la chaleur ou au froid et ne pas mettre la cartouche dans l'eau car son fonctionnement peut en être affecté.
- Chaque enfant d'une même famille devrait avoir son propre dispositif d'espacement.
- Le dispositif d'espacement peut être remplacé une fois par un ou deux ans selon son utilisation et les recommandations du fabricant.

POUR PLUS D'INFORMATION

Centre d'enseignement de l'asthme (CEA) du CHU Sainte-Justine
Tél. : (514) 345-4931 poste 2775

Annexe 3
Technique d'inhalation Diskus®

Position assise ou debout, tête droite. Tenir le boîtier extérieur du Diskus® dans une main et placez le pouce de l'autre main sur le cran prévu à cet effet.

1. Déplacer le pouce le plus loin possible vers l'arrière jusqu'à ce que l'on entende un clic.
2. Pousser le levier vers l'arrière jusqu'à ce que l'on entende un deuxième clic. Éviter de laisser tomber le Diskus® après son chargement et **éviter de souffler dans le dispositif** car la dose sera perdue. Si cela se produit, fermer le Diskus® et reprendre les étapes du début.
3. Tenir l'inhalateur Diskus® **loin de la bouche** et expirer profondément.
4. Placer l'embout buccal entre les lèvres.
5. **Inspirer par la bouche rapidement et le plus profondément possible.**
6. Éloigner le Diskus® de la bouche, **retenir sa respiration 10 secondes** puis expirer lentement.
7. Après l'utilisation, placer le pouce sur le cran prévu à cet effet et le ramener vers soi jusqu'à ce que l'on entende le clic. Le levier s'est automatiquement réenclenché et est prêt pour la prochaine utilisation.
8. Pour chacune des inhalations prescrites, répéter les étapes 1à 7.
9. Une hygiène buccale soignée est recommandée suite à l'inhalation des corticostéroïdes (ex. *Flovent*®, *Advair*®). Se rincer la bouche, boire de l'eau ou encore associer le brossage des dents à l'inhalation de ces médicaments.

   Ces mesures réduisent les risques de développer du muguet (plaques blanches dans la bouche).

1

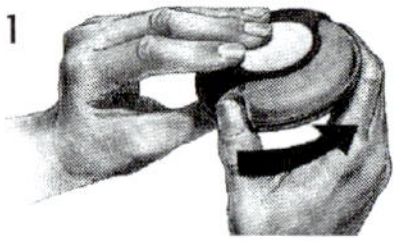

2

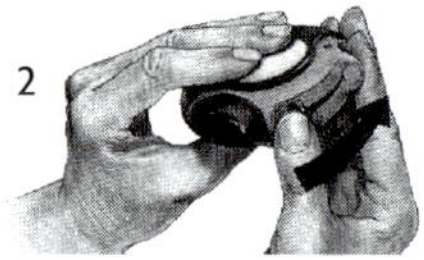

5

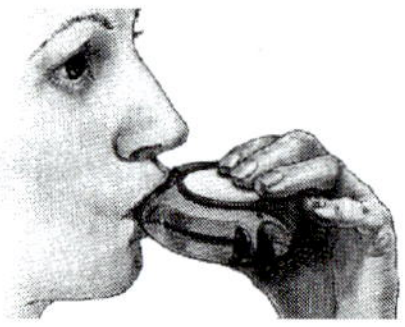

7

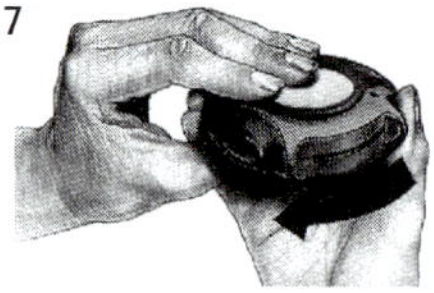

ENTRETIEN

- Ne pas laver le Diskus®. Essuyer avec un **linge sec** toute accumulation de poudre dans l'embout buccal.
- Conserver le dispositif d'inhalation Diskus® bien au sec et le garder fermé lorsque vous ne l'utilisez pas.

PARTICULARITÉS

- Vérifier le nombre de doses restantes apparaissant sur le levier du Diskus®. **Les cinq (5) dernières doses apparaissent en rouge.**

POUR PLUS D'INFORMATION

Centre d'enseignement de l'asthme (CEA) du CHU Sainte-Justine
Tél. : (514) 345-4931 poste 2775

Annexe 4
Technique d'inhalation Turbuhaler®

Position assise ou debout, tête droite.

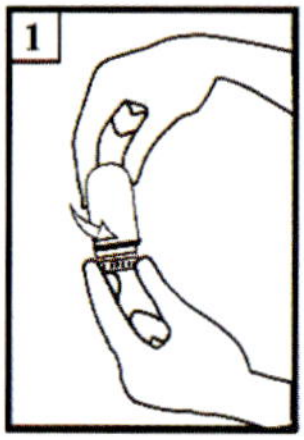

1. Retirer le couvercle du Turbuhaler® en le dévissant.
2. **Toujours tenir le Turbuhaler® en position verticale avant l'utilisation.**
3. Tourner la molette de couleur vers la droite, puis ramener celle-ci vers la gauche pour entendre le clic. Éviter de laisser tomber le Turbuhaler® après son chargement et **éviter de souffler dans le dispositif**, car la dose sera perdue. Si cela se produit, reprendre les étapes du début.

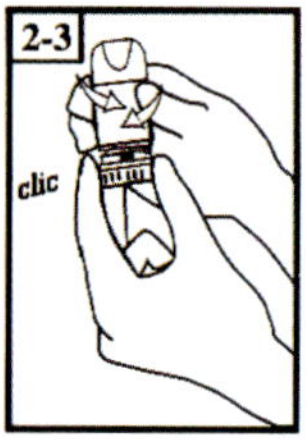

4. Expirer à fond loin du dispositif.
5. Placer l'embout du dispositif entre les lèvres. **Inspirer par la bouche rapidement, le plus profondément possible.**
6. Éloigner le Turbuhaler®, de la bouche et garder la respiration pendant 10 secondes. Expirer lentement.
7. Pour chacune des inhalations prescrites, répéter les étapes 2 à 5.

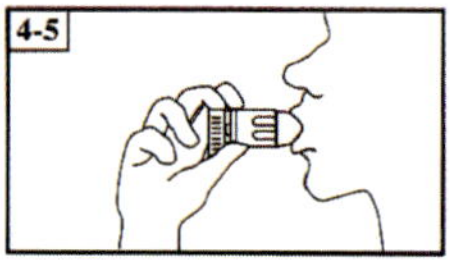

8. Remettre et bien fermer le couvercle protecteur après utilisation.
9. Une hygiène buccale soignée est recommandée suite à l'inhalation des corticostéroïdes (Ex.: Pulmicort®, Symbicort®). **Se rincer la bouche, boire de l'eau** ou encore associer **le brossage des dents** à l'inhalation de ces médicaments.

   Ces mesures réduisent les risques de développer du muguet (plaques blanches dans la bouche).

ENTRETIEN

- **Ne pas laver** le Turbuhaler®. Essuyer avec **un linge sec** toute accumulation de poudre dans l'embout.
- Conserver dans un endroit sec.

PARTICULARITÉS

- Replacer toujours le couvercle après l'utilisation du Turbuhaler® afin de protéger le contenu médicamenteux de l'humidité.
- **Vérifier la date d'expiration du médicament contenu dans le Turbuhaler® et le remplacer si expiré.**
- Vérifier le contenu à l'aide de **l'indicateur rouge** ou **le compte-dose** qui apparaissent à la fenêtre repère située sous l'embout buccal.
  - Lorsque l'indicateur rouge apparaît au bord **supérieur** de la fenêtre, **il reste environ 20 doses** dans le Turbuhaler®. Prévoyez vous en procurer un nouveau. Lorsque l'indicateur rouge apparaît au bord **inférieur** de la fenêtre, le Turbuhaler® **est vide** et doit être jeté.
  - Lorsque le chiffre **0 du compte-dose** apparaît au centre de la fenêtre, le Turbuhaler® **est vide** et doit être jeté.
- Lorsque vous agitez le Turbuhaler®, vous pouvez entendre un bruit qui n'est pas causé par la quantité de médicaments, mais par un sachet de conservation se trouvant à l'intérieur. Il empêche la poudre médicamenteuse d'être altérée par l'humidité. Donc ne pas s'y fier pour vérifier la quantité.
- Vous pouvez ne pas goûter le médicament ni en ressentir le contact lorsque vous inhalez avec le Turbuhaler®. Même en l'absence de ces sensations, le médicament est présent et exerce son action.

POUR PLUS D'INFORMATION

Centre d'enseignement de l'asthme (CEA) du CHU Sainte-Justine
Tél. : (514) 345-4931 poste 2775

Annexe 4A
Plan d'action

HÔPITAL SAINTE-JUSTINE
Le centre hospitalier universitaire mère-enfant
Pour l'amour des enfants

PLAN D'ACTION

Nom : ____________________

Symptômes à surveiller :

- Toux nocturne
- Toux le jour
- Sifflements
- Râles, sécrétions
- Essoufflement
- Difficulté respiratoire

1- Anti-inflammatoire : ________________ (pompe orange ou brune)

- ❖ **Effet plus durable**
- ❖ **Traite l'inflammation**
- ❖ **Peut prévenir les crises d'asthme**
- ❖ **Prend du temps à agir**

❒ Entretien : _______ inhalation(s) _______ fois par jour pour _______semaines
❒ Si début de rhume ou début des symptômes (voir encadré):

Donnez
a- _______ inhalation(s) _______ fois par jour pour _______ jours
Puis, reprenez
b- _______ inhalation(s) _______fois par jour pour _______ semaines

2- Bronchodilatateur : ___________________ (pompe bleue)

- ❖ **Soulage rapidement les symptômes de toux, sifflements,...**
- ❖ **A une durée d'action de 4 à 6 heures**

❒ Donnez _______ inhalation(s) toutes les 4-6 heures au besoin
❒ Exercice : donnez _______ inhalation(s) 10 minutes avant l'activité physique

SI L'ENFANT A BESOIN DU BRONCHODILATATEUR PLUS SOUVENT QU'AUX 4 HEURES,
S'IL TOUSSE CONTINUELLEMENT OU
S'IL A DE LA DIFFICULTÉ À RESPIRER

⬇

CONSULTEZ IMMÉDIATEMENT UN MÉDECIN

Date : ___/___/___ Signature du médecin : ____________________

Université de Montréal

Document à l'essai/ HSJ/ SL, inh. 2006-03-15

Annexe 4B
Agenda des signes et symptômes de l'enfant asthmatique

CHU Sainte-Justine

Agenda des signes et symptômes de l'enfant asthmatique

Mois: ______________ Nom: ________________________

Date :	1	2	3	4	5	6	7	8	9	10	11	12	13	14	15	16	17	18	19	20	21	22	23	24	25	26	27	28	29	30	31
Écoulement nasal/ Congestion																															
Autre ____________																															
Symptômes																															
Toux le jour																															
Toux la nuit																															
Essoufflement																															
Respiration sifflante																															
Médication																															
Anti-inflammatoire Inhalations/jour ____________																															
Bronchodilatateur Inhalations /jour ____________																															
Autre ____________																															

SCORE	Toux	Essoufflement/Respiration sifflante
	0 absente	0 absent
	1 occasionnelle	1 lors d'exercice intense
	2 souvent	2 lors d'exercice léger
	3 continuelle	3 au repos

Comité scientifique de l'asthme du CHU Sainte-Justine
Révisé Mars 2006

Annexe 4C
Technique d'utilisation du débitmètre

Le débitmètre de pointe est un petit appareil portatif qui permet de mesurer le degré d'ouverture et de fermeture des bronches. On peut obtenir une mesure objective du degré d'obstruction des bronches en mesurant la vitesse maximale à laquelle on peut expulser l'air des poumons. La mesure est calculée en litres d'air par minute.

TECHNIQUE D'UTILISATION DU DÉBITMÈTRE

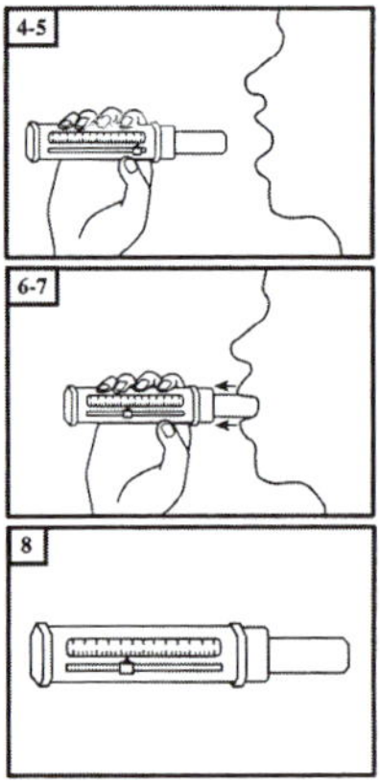

1. **Se placer en position debout, bien droit, le menton relevé.**
2. Insérer la pièce buccale dans le débitmètre.
3. Vérifier si l'aiguille indicatrice est bien à zéro.
4. Tenir l'appareil d'une main en position horizontale, sans nuire au mouvement de l'aiguille.
5. **Prendre une inspiration profonde** (remplir les poumons au maximum).
6. Introduire la pièce buccale du débitmètre dans la bouche puis bien fermer les lèvres autour de l'embout.
7. **Expirer aussi fort et rapidement que possible** (en un bref mouvement).
8. Lire le chiffre correspondant au niveau atteint sur la règle du débitmètre, puis replacer l'aiguille indicatrice à zéro.
9. À chaque utilisation du débitmètre, faire **trois essais et inscrire le meilleur résultat** sur la fiche d'inscription.
   - Faire les mesures le matin (au réveil) et le soir (au coucher), avant le traitement médicamenteux.
   - S'il y a lieu, effectuer des mesures plus régulièrement lors de la présence de symptômes incommodants, lorsque le sommeil est perturbé par des symptômes de l'asthme ou selon les recommandations du médecin.
   - Inscrire le résultat sur la fiche et l'identifier par un point sur le graphique (bleu le matin et rouge le soir). Joindre les points entre eux par une ligne de même couleur.

ENTRETIEN

- Nettoyer le débitmètre une fois par semaine et la pièce buccale au besoin.
- Faire tremper le débitmètre 30 minutes dans de l'eau savonneuse tiède, le rincer à l'eau tiède, l'égoutter et le déposer sur une surface propre pour le laisser sécher à l'air libre.

FICHE D'INSCRIPTION DE MESURE DES DÉBITS EXPIRATOIRES DE POINTE

Mois :

Date	1	2	3	4	5	6	7	8	9	10	11	12	13	14	15	16	17	18	19	20	21	22	23	24	25	26	27	28	29	30	31
Costicostéroïdes Nombre de dose/Jr																															
Bronchodilatateurs Nombre de dose/Jr																															
Mesure DEP : ***BLEU AM***																															
ROUGE PM																															
600																															
575																															
550																															
525																															
500																															
475																															
450																															
425																															
400																															
375																															
350																															
325																															
300																															
275																															
250																															
225																															
200																															
190																															
180																															
170																															
160																															
150																															
140																															
SYMPTÔMES			**0 = Aucun**				**1 = légers**					**2 = modérés**						**3 = sévères**													
Toux																															
Respiration sifflante																															
Essoufflement																															
Sommeil perturbé par différents symptômes																															

POUR PLUS D'INFORMATIONS :
Centre d'enseignement sur l'asthme CEA du CHU Sainte-Justine Tél. : (514) 345-4931, poste 2775

Pour en savoir plus

BELLON, Gabriel. *L'asthme chez l'enfant.* Paris: Larousse, 2006. 143 p.

BÉRUBÉ, Denis, Sylvie LAPORTE et Robert L. THIVIERGE. *L'asthme chez l'enfant: pour une prise en charge efficace.* Montréal: Éditions du CHU Sainte-Justine, 2006. 154 p.

BOONEN, Stefan. *Le défi de Camille: une histoire sur... l'asthme.* Saint-Lambert : Enfants Québec, 2007. 28 p. (3 ans et plus)

Dans la même collection

L'alimentation des enfants
Renée Cyr et Hélène Langis

Devenir propre : petits et grands tracas
Anne-Claude Bernard-Bonnin

Les devoirs et les leçons
Marie-Claude Béliveau

Le diabète chez l'enfant
Louis Geoffroy et Monique Gonthier

L'estime de soi des parents
Germain Duclos

Le jeu chez l'enfant
Francine Ferland

Préparer son enfant à l'école
Marie Charbonniaud

Que savoir sur la sexualité de mon enfant ?
Frédérique Saint-Pierre et Marie-France Viau

Que savoir sur le développement de mon enfant ?
Francine Ferland

Que savoir sur l'estime de soi de mon enfant ?
Germain Duclos

Que savoir sur mon ado ?
Céline Boisvert

Simplifier sa vie de parent
Francine Ferland

Veiller à la sécurité de son enfant
Francine Ferland

FSC
Sources Mixtes
Groupe de produits issu de forêts bien gérées, de sources contrôlées et de bois ou fibres recyclés.
www.fsc.org Cert no. SGS-COC-003153
© 1996 Forest Stewardship Council
30%

MARQUIS
Marquis imprimeur inc.

Québec, Canada
2010